一张图 读懂
家庭常见病

杨秀岩 编著

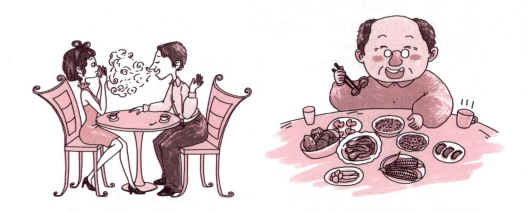

电子工业出版社
Publishing House of Electronics Industry
北京·BEIJING

未经许可，不得以任何方式复制或抄袭本书之部分或全部内容。
版权所有，侵权必究。

图书在版编目（CIP）数据

一张图读懂家庭常见病 / 杨秀岩编著．--北京：电子工业出版社，2019.7
ISBN 978-7-121-36398-6

Ⅰ．①一… Ⅱ．①杨… Ⅲ．①常见病-防治-图解 Ⅳ．①R4-64

中国版本图书馆CIP数据核字(2019)第080077号

责任编辑：刘　晓
印　　刷：三河市双峰印刷装订有限公司
装　　订：三河市双峰印刷装订有限公司
出版发行：电子工业出版社
　　　　　北京市海淀区万寿路173信箱　邮编：100036
开　　本：720×1000　1/16　印张：10　字数：192千字
版　　次：2019年7月第1版
印　　次：2019年7月第1次印刷
定　　价：59.80元

凡所购买电子工业出版社图书有缺损问题，请向购买书店调换。若书店售缺，请与本社发行部联系，联系及邮购电话：(010) 88254888，88258888。
质量投诉请发邮件至zlts@phei.com.cn，盗版侵权举报请发邮件至dbqq@phei.com.cn。
本书咨询联系方式：QQ 307188243。

前/言
Preface

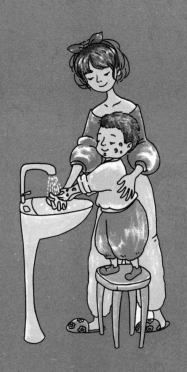

人吃五谷杂粮,难免会生病,所以我们每个人都可能会与疾病"打交道"。然而很多人由于知识所限,对于很多疾病的症状、特点及防治缺乏起码的认识,多走了不少冤枉路,并且严重影响了身体健康。

倘若我们对一些生活常见病能有一个基本的认识,那么我们就能更早地发现疾病!

倘若我们提早了解相关疾病的治疗信息,那么我们就能更早、更好地选择适合自己的治疗方案!

倘若我们能够掌握相应疾病的饮食宜忌、护理方法,那么就可以大大地促进身体的康复!

……

对于常见病,我们应该坚持早发现、早治疗的原则,只有这样才能守护我们的身体,保障我们的健康。

但是,医学是一门比较深奥的学科,对于大多数读者来说,想要听懂和看明白那些晦涩的疾病理论,还是有一些困难的。本书则帮助广大读者解决了这个问题。本书通过简明易懂的图文形式,深入浅出地告诉读者,在遇到特殊的身体症状时,应该如何进行辨别、处理,为广大读者和医学架起了一座沟通的桥梁。

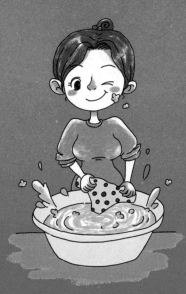

本书选择了生活中常见的80种疾病,言简意赅地解析了这些疾病的症状、危害,并提供了饮食和起居方面的护理建议,以及治疗建议,内容丰富,实用性强,相信每一位读者通过本书的学习,都能成为自己家庭的小医生。

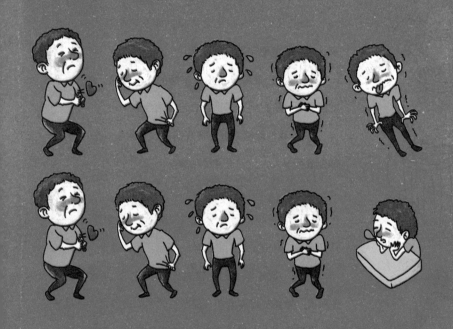

目/录
Contents

皮肤常见病　　　　　10

湿疹	10
皮肤过敏	12
灰指甲	13
手足癣	14
带状疱疹	16
荨麻疹	18
青春痘	20
脓疱病	22

五官科常见病　　　　　24

近视	24
弱视	26
青光眼	28
白内障	30
中耳炎	31
过敏性鼻炎	32
鼻窦炎	34
鼻内出血	36
口臭	38
牙周炎	39
咽炎	40
复发性口腔溃疡	42
龋齿	44

呼吸系统常见病 46

感冒	46
流行性感冒	48
支气管炎	50
肺炎	52
哮喘	54

消化系统常见病 56

便秘	56
腹泻	58
痔疮	60
胃炎	62
急性肠炎	64
肝炎	66
消化性溃疡	68
胆石症	70

内分泌系统常见病 72

糖尿病	72
低血糖症	74
甲状腺功能亢进症（甲亢）	76
肥胖症	78
脂肪肝	80
痛风	82

心脑血管与神经系统常见病 84

高血压	84
高脂血症	86
冠心病	88
动脉硬化	90
心肌梗死	92
心律失常	94
脑卒中	96
脑血栓形成	98
偏头痛	100
三叉神经痛	102
面瘫	104
阿尔茨海默病	106
癫痫	108

骨关节常见病 110

颈椎病	110
肩周炎	112
落枕	113
骨质疏松症	114
网球肘	116
腰椎间盘突出症	118
骨性关节炎	120
骨质增生症	122
外伤性骨折	124

泌尿科常见病 126

前列腺炎	126
前列腺增生	128
泌尿系统结石	130
阳痿	132
遗精	133

妇科常见病 134

月经不调	134
念珠菌阴道炎	136
滴虫阴道炎	138
宫颈炎	140
盆腔炎	142
更年期综合征	144
急性乳腺炎	146

小儿常见病 148

小儿咳嗽	148
小儿发热	150
婴幼儿腹泻	152
小儿厌食症	154
小儿营养不良	156
百日咳	158

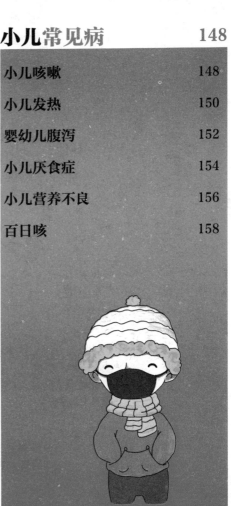

皮肤常见病

湿疹

湿疹属于一种皮肤炎症反应，易反复发作。引起湿疹的内外因素很多，比如对化妆品、药品、动物皮毛、人造纤维等过敏，或是受到感染、压力大、内分泌失调等。长期生活在条件恶劣的地方也容易引起湿疹，比如强光、过度寒冷或干燥、炎热都可能引起湿疹。

症状

- 皮肤瘙痒，甚至剧痒
- 红斑（急性期）
- 在水肿的基础上出现粟粒大小的红斑疹（急性期）
- 出现带小水疱的红斑疹（急性期）
- 水疱红斑疹溃烂，有疱液渗出，有的还会结痂（急性期）
- 皮肤红肿，红斑疹糜烂面结痂、脱屑（亚急性）
- 皮肤粗糙、肥厚、覆鳞屑（慢性）

危害

- 影响外貌，让患者有心理压力
- 烦躁不安，夜不能寐，尤其会影响婴幼儿生长发育
- 皮肤溃烂，继发感染、发热，局部淋巴结肿大（婴幼儿）
- 具有一定的遗传性
- 剧痒会影响工作和生活
- 乳头湿疹容易发生癌变

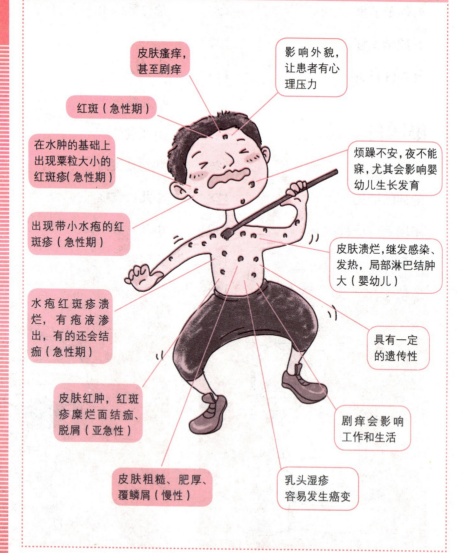

饮食宜忌

- 适当补充维生素，如多吃胡萝卜、绿叶蔬菜、水果等富含维生素的食物
- 可以多吃点冬瓜、薏仁米、鱼腥草等清热去火的食物
- 牛奶和豆制品虽含蛋白质丰富，但是不易消化，宜少吃
- 不吃辛辣、燥热和刺激性的食物，如葱、姜、蒜、浓茶、咖啡、酒类等

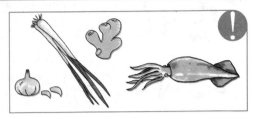

- 不吃煎、炸、烧、烤和不易消化的食物
- 不吃易引起过敏的食物，如鱼、虾等

生活注意事项

- 家中不要养宠物，也不要铺地毯，经常除尘
- 房间的温度保持在25℃为宜，相对湿度为50%~60%
- 选择全棉、宽松、透气性好的衣服
- 衣物要洗干净，多漂洗，去除残留的洗衣剂等
- 少用碱性大的肥皂、洗衣粉、洗洁精等清洁用品
- 宝宝患处可涂点宝宝霜，成人不要随意使用化妆品
- 不要让阳光直晒患处
- 瘙痒时可用冷毛巾敷，不要用手去抓挠，避免丘疹、疱疹破溃。如有破溃，避免沾水

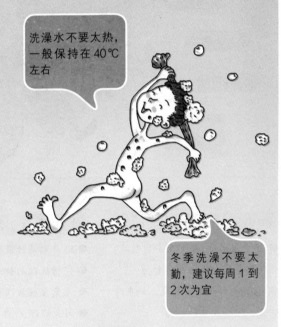

洗澡水不要太热，一般保持在40℃左右

冬季洗澡不要太勤，建议每周1到2次为宜

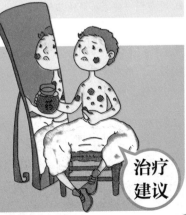

治疗建议

婴幼儿患湿疹，需要找到患病的原因，然后配合中西医的治疗方法对症治疗，父母切不可乱给孩子用药。如果是成人患湿疹，那么可在医生指导下服用类固醇、糖皮质激素等药物治疗，同时可用生理盐水、高锰酸钾溶液、炉甘石洗剂等擦洗患处，此外还要认真保护皮肤，减少刺激。

皮肤过敏

皮肤过敏是一种机体的变态反应,是人对正常物质(过敏原)的一种不正常的反应,过敏体质的人接触到过敏原才会发生过敏。常见的过敏原有花粉、粉尘、异体蛋白、化学物质、紫外线等。当人体的机体免疫能力失调时,人就很容易发生皮肤过敏现象。

症状　　　　　　　　　　　　　　　　　　　　　　　　　危害

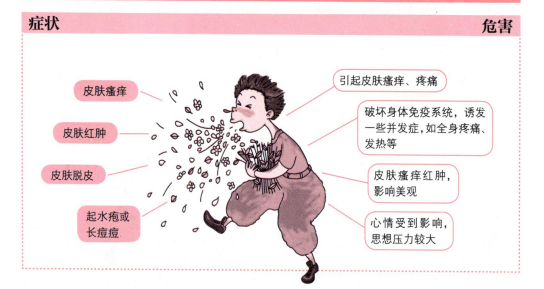

- 皮肤瘙痒
- 皮肤红肿
- 皮肤脱皮
- 起水疱或长痘痘

- 引起皮肤瘙痒、疼痛
- 破坏身体免疫系统,诱发一些并发症,如全身疼痛、发热等
- 皮肤瘙痒红肿,影响美观
- 心情受到影响,思想压力较大

饮食宜忌

- 宜吃淡水鱼、牛奶及牛奶制品、豆制品等富含蛋白质的食物
- 多吃新鲜蔬菜、水果,补充维生素,增强皮肤抵抗力
- 适当喝一些凉茶等清热降火的饮品
- 油腻的食物少吃
- 避免吃咸水鱼、虾、蟹等易引起过敏的食物

生活注意事项

- 远离容易致敏的因素
- 保持规律的作息时间,不熬夜
- 避免皮肤被阳光直晒,做好防晒护肤工作
- 每天锻炼30分钟,如可做一些慢跑、跳绳、瑜伽等有氧运动
- 不过度清洁皮肤,使用洁肤用品的频率不宜过高
- 洗脸时尽量用流动水冲洗,皮肤过敏期间不宜用热水洗脸
- 选择适合自己皮肤的化妆品,切忌频繁更换化妆品
- 化妆后,每天要及时卸妆,清理干净皮肤上的残留物
- 皮肤出现过敏症状后立即停止使用任何化妆品

治疗建议

如果皮肤出现红肿、出疹和瘙痒的现象,应立即停用所有化妆品和护肤品,并用流动的清水冲洗患处,保持皮肤的滋润。如果瘙痒和痛感加重,皮肤出现大面积的红肿,需要尽快去医院看医生,在医生的指导下合理使用药物。

灰指甲

灰指甲是以指甲增厚色灰，或出现中空碎屑、失去光泽为主要表现的癣病。

症状　　　　　　　　　　　　　　　　　　　　　危害

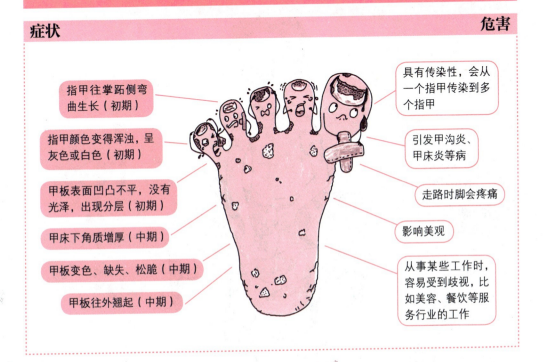

- 指甲往掌跖侧弯曲生长（初期）
- 指甲颜色变得浑浊，呈灰色或白色（初期）
- 甲板表面凹凸不平，没有光泽，出现分层（初期）
- 甲床下角质增厚（中期）
- 甲板变色、缺失、松脆（中期）
- 甲板往外翘起（中期）

- 具有传染性，会从一个指甲传染到多个指甲
- 引发甲沟炎、甲床炎等病
- 走路时脚会疼痛
- 影响美观
- 从事某些工作时，容易受到歧视，比如美容、餐饮等服务行业的工作

饮食宜忌

- 多吃水果和蔬菜有利于指甲生长，水果和蔬菜应占每天饮食的50%
- 多吃富含维生素和蛋白质且易消化的食物
- 少吃煎炸烧烤的食物
- 适量补充一些维生素、钙、锌等微量元素

生活注意事项

- 注意个人卫生，平时勤换洗衣袜，并保持肌肤的清洁、干燥。尽量避免与他人共用生活用品
- 经常晾晒被褥、床单，以免细菌滋生
- 对于手足多汗的人，要注意保持手足干燥
- 适当加强体育锻炼，增强体质，提高免疫力

治疗建议

灰指甲是一种具有极强传染性和复发性的顽固性疾病，患了灰指甲的人，要注意避免传染给其他家人。对于灰指甲的治疗，目前常用的有内服药物、外用疗法和拔甲治疗。由于指甲比较致密、坚硬，一般药物很难彻底杀灭真菌，因此建议患者到正规的医院进行专业的治疗。

手足癣

手足癣是指皮肤癣菌侵犯指趾、趾间、掌跖部所引起的感染。在游泳池及公共浴室中穿公用拖鞋易感染足癣，手癣则常由足癣感染而来。病原菌主要为红色毛癣菌、须癣毛癣菌及表皮癣菌等，近年来白念珠菌也不少见。

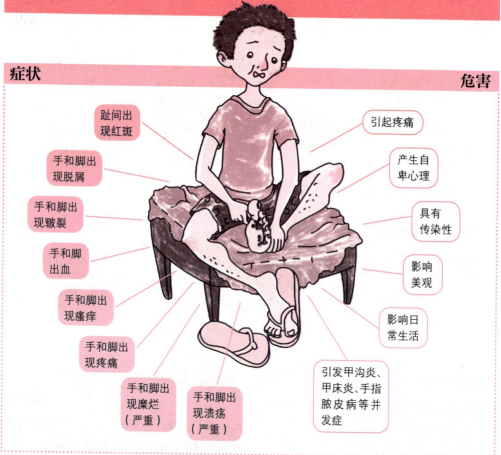

症状
- 趾间出现红斑
- 手和脚出现脱屑
- 手和脚出现皲裂
- 手和脚出血
- 手和脚出现瘙痒
- 手和脚出现疼痛
- 手和脚出现糜烂（严重）
- 手和脚出现溃疡（严重）

危害
- 引起疼痛
- 产生自卑心理
- 具有传染性
- 影响美观
- 影响日常生活
- 引发甲沟炎、甲床炎、手指脓皮病等并发症

饮食宜忌

- 饮食清淡，以易消化食物为主
- 多吃能清热利湿的食物，如薏仁米、山药、白扁豆、白豆蔻、绿豆、芹菜、冬瓜等
- 少吃辛辣刺激的食物，比如火锅、烧烤等
- 多吃干豆类食物，如葵花子、花生以及杂粮

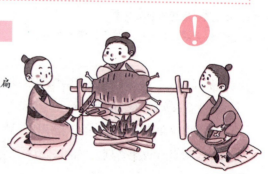

生活注意事项

- 手脚出汗较多的人,可在鞋袜内撒上爽身粉、松花粉、足癣粉等
- 不用手去抓挠患处,以防自身感染、加重病情
- 不要用热水烫洗手足,以防癣症扩散,甚至引发细菌感染而致淋巴管炎等
- 在手足癣治疗期间,不宜使用碱性肥皂,以免影响所用药物的疗效

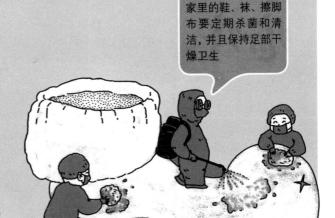

家里的鞋、袜、擦脚布要定期杀菌和清洁,并且保持足部干燥卫生

预防建议

少接触碱性的洗剂,以免伤害皮肤;剪指甲时尽量不剪两侧的茧皮,否则容易引起发炎;经常给室内通风换气,保持空气新鲜;洗澡或洗脚后,要把脚趾间的水分用干毛巾擦干;讲究个人卫生,不用公用的拖鞋、浴巾、毛巾、脸盆等;多穿舒适的鞋子,少穿高跟鞋;不涂指甲油,保护好指甲。

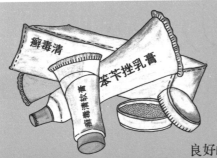

治疗建议

手部或脚部受到真菌感染时,应及时采取抗感染的方法治疗,以免受损皮肤范围继续扩大或演变成慢性病。而对掌部皮肤干燥、脱屑明显的角化型手足癣,在夏季可用10%冰醋酸浸泡,每天1~2次,每次15分钟,具有良好的治疗效果。发生皲裂前,应经常外搽油脂、防裂膏、护手霜等,加强手足部位的防护。也可尝试将掌部增厚发硬的表皮稍稍削薄一些,然后浸泡在温度适中的水中10~20分钟,以使皮肤软化,一般每天浸泡1~2次,每周削剪掌皮2~3次即可。

带状疱疹

带状疱疹是由水痘-带状疱疹病毒引起的急性感染性皮肤病。对此病毒无免疫力的儿童被感染后，会发生水痘。部分患者被感染后成为病毒携带者但没有任何症状。本病好发于成人，春秋季节多见，发病率随年龄增大而呈显著上升趋势。本病痊愈后患者可获得较持久的免疫力，故一般不会再发。

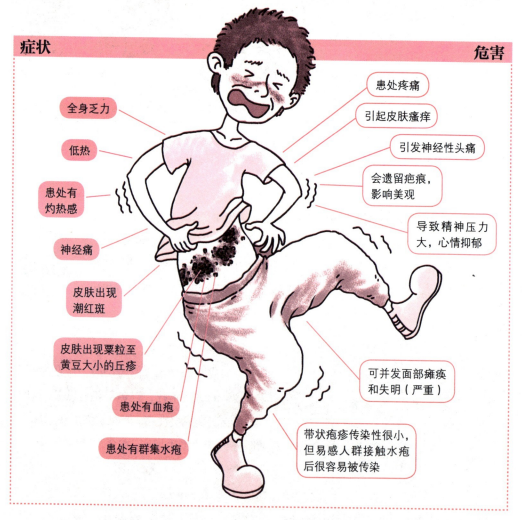

症状
- 全身乏力
- 低热
- 患处有灼热感
- 神经痛
- 皮肤出现潮红斑
- 皮肤出现粟粒至黄豆大小的丘疹
- 患处有血疱
- 患处有群集水疱

危害
- 患处疼痛
- 引起皮肤瘙痒
- 引发神经性头痛
- 会遗留疤痕，影响美观
- 导致精神压力大，心情抑郁
- 可并发面部瘫痪和失明（严重）
- 带状疱疹传染性很小，但易感人群接触水疱后很容易被传染

感染带状疱疹病毒后，病毒可长期潜伏于脊髓神经后根神经节的神经元内，当免疫力低下或劳累、感染、感冒时，病毒可再次生长繁殖，并沿神经纤维移至皮肤，使受侵犯的神经和皮肤发生较严重的炎症。

饮食宜忌

- 多喝水，以保持体内水分
- 多吃易消化的食物
- 多吃具有清热解毒作用的食物，如马齿苋、蒲公英、黄瓜、苦瓜、萝卜等
- 忌吃辛辣温热的食物，比如烟酒、生姜、辣椒、牛羊肉和煎炸食物
- 慎吃肥肉、牛奶、饴糖等滋腻厚重的食物
- 少吃酸涩收敛的食物，如豌豆、石榴、芋头等

预防护理

- 穿宽松透气纯棉的衣服，防止衣服摩擦患处引起疼痛
- 床单、被褥要保持清洁，内衣应勤换洗
- 如果伴有低热，需要多喝水
- 疼痛剧烈时，可在医生的建议下服用药物止痛
- 水疱没有破的话，可外涂金霉素甘油或炉甘石洗剂

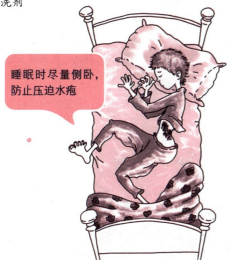

睡眠时尽量侧卧，防止压迫水疱

生活注意事项

- 避免劳累，劳累容易诱发带状疱疹
- 避免发生外伤，外伤容易降低身体免疫力
- 感染后避免接触婴幼儿，尤其是在带状疱疹急性期，因为婴幼儿有潜在被传染的风险
- 合理安排作息，尽量不参加重体力劳动，保证充足的睡眠
- 在治疗期间，密切观察病情变化
- 保持患处干燥，不要用手抓摸，防止感染

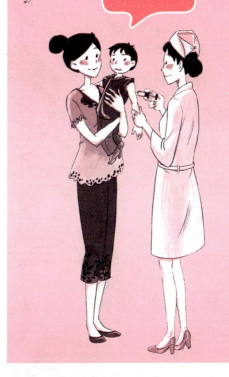

婴幼儿应按时接种水痘疫苗

治疗建议

一旦被确诊为带状疱疹，患者一定要配合医生积极治疗。对于出现的水疱可用消毒注射器抽去疱液，但疱壁不要除去，防止继发性感染。头面部疱疹患者应注意让眼睛休息。因为疱疹病毒可侵犯角结膜、角膜上皮组织，引起角结膜炎，导致视力下降，甚至失明。

荨麻疹

荨麻疹，俗称风疹块，是由于皮肤受刺激，小血管反应性扩张及渗透性增加而出现的一种局限性水肿反应，通常在2~24小时内消退，但会反复出现新的疹块。病程会迁延数日至数月。荨麻疹的病因非常复杂，特别是慢性荨麻疹，约3/4的患者找不到原因。

症状　　　　　　　　　　　　　　　　　　　　　危害

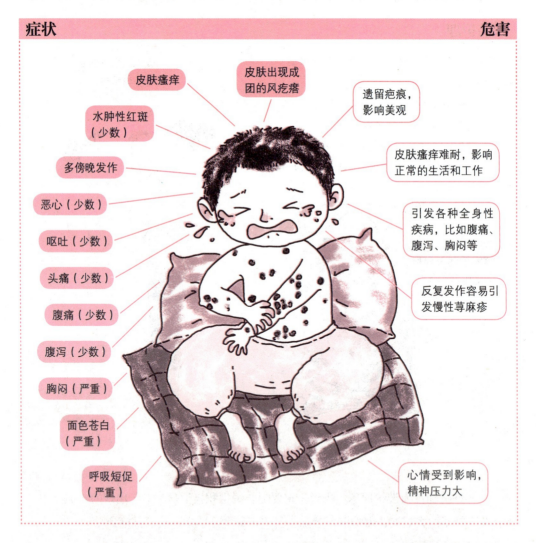

引起荨麻疹常见的主要原因有：食物及食品添加剂，吸入物，被感染，药物过敏，物理因素如机械刺激、冷热、日光等，昆虫叮咬，精神因素和内分泌改变，遗传因素等。

饮食宜忌

- 饮食宜清淡少盐
- 不暴饮暴食,养成良好的饮食习惯
- 多吃含有丰富维生素的新鲜蔬果
- 多吃碱性食物,如绿茶、芝麻、绿豆、薏仁米、黄瓜、胡萝卜、萝卜、葡萄、香蕉、苹果等
- 不吃辛辣刺激性食物
- 少吃竹笋、芥菜、南瓜、菠菜等发物
- 少吃杏、桃子和李子等热性水果
- 不吃菌类和菇类
- 不吃带鱼、黄鱼、鲳鱼、蚌肉、虾、螃蟹等海鲜

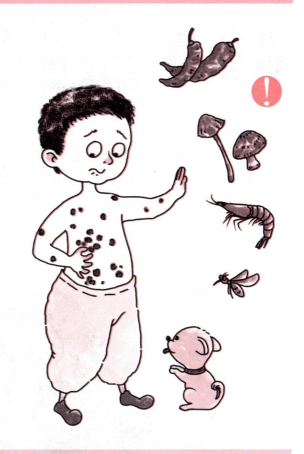

生活注意事项

- 皮肤要保持清洁、干燥,预防继发感染
- 勤剪指甲,保持手部卫生
- 保持室内卫生、干爽,不养花草,不养宠物,不铺地毯
- 远离劣质塑料制品、食品添加剂、肥皂,减少对皮肤的刺激
- 注意防范蚊虫叮咬
- 保持良好的心态,积极治疗

治疗建议

引起荨麻疹的原因有很多种,所以治疗方式也是不一样的。如果是由过敏原等诱因导致的荨麻疹,要尽量避免接触诱发因素,必要时,还需要在医生的指导下使用药物进行治疗。慢性荨麻疹治疗是一个比较漫长的过程,患者一定要积极配合医生。

青春痘

青春痘是因为皮肤毛囊发炎引起的，与皮脂腺的旺盛分泌有关系。首先，遗传是导致该病的主要原因。其次，该病与内分泌失调也有关系。除此以外，还有很多其他可能引起青春痘的原因，比如消化不良、便秘、精神压力大、气候、化妆品过敏、皮肤清洁度差等。青春痘好发于面部，额头、下巴、两颊都是青春痘高发区域，有些患者前胸和后背也会出现。青春期的人容易长青春痘，但长大后会逐渐减轻或消失，女性在月经前后青春痘可能会加重。

症状   **危害**

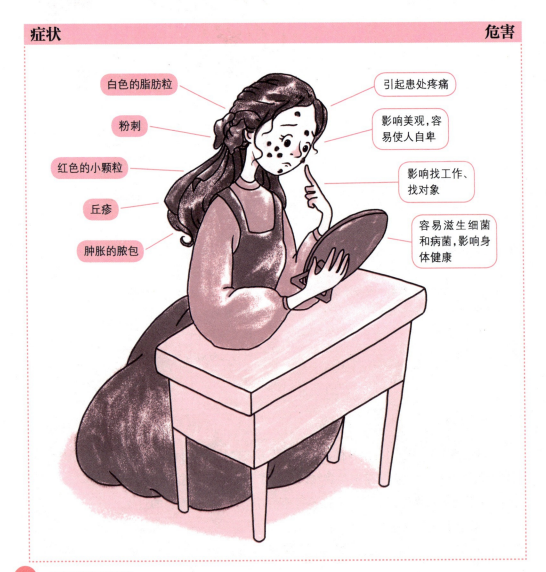

- 白色的脂肪粒
- 粉刺
- 红色的小颗粒
- 丘疹
- 肿胀的脓包

- 引起患处疼痛
- 影响美观，容易使人自卑
- 影响找工作、找对象
- 容易滋生细菌和病菌，影响身体健康

饮食宜忌

- 多喝水，预防便秘
- 多吃富含维生素C的食物，比如胡萝卜、韭菜、荠菜、菠菜、动物肝脏等
- 多吃富含B族维生素的食物，比如瘦肉、蛋类、豆制品等
- 多吃富含锌的食物，比如瘦肉类、牡蛎、海参、海鱼、蛋类等
- 宜吃清凉祛热的食物，如鸭肉、苋菜、莴笋、丝瓜、苦瓜、绿豆、梨、苹果、西瓜等
- 忌吃甘肥厚味以及含油脂丰富的食物，如动物肥肉、芝麻、花生、糕点等
- 忌吃辛辣刺激性食物，如酒、浓茶、咖啡、大蒜、辣椒等
- 少吃或者尽量不吃发物，比如羊肉、鸡肉、狗肉、南瓜、龙眼、栗子等
- 不吃海鲜，如螃蟹、龙虾、贝壳类、鲤鱼、鲢鱼等

生活注意事项

- 少用化妆品或尽量选择温和不刺激的化妆品
- 不过度清洁皮肤
- 不要养成用手摸脸的习惯

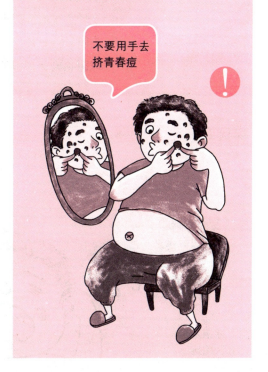

不要用手去挤青春痘

预防建议

保持个人卫生，勤洗手、勤洗澡且勤洗头发；经常清洗枕巾被套，保持床上清洁；额头的刘海不宜过长，减少头发对皮肤的刺激；不用劣质的化妆品，化完妆后要及时卸妆，清洗干净皮肤；做好防晒工作，避免阳光晒伤皮肤；养成良好的作息习惯，不熬夜，早睡早起，保证充足睡眠。

治疗建议

不要用手挤青春痘，那样容易留疤，严重的还可能感染细菌，引发败血症。若需要挤出青春痘，最好到专业皮肤科用专业工具处理。如果情况严重，可以遵医嘱服用激素药物或涂抹治疗青春痘的软膏，调理内分泌并消除皮肤炎症。注意激素药物使用时间不能太长，这类药物的副作用较大。

脓疱病

脓疱病是一种常见的通过接触而传染的皮肤病,俗称黄水疮,儿童是易发人群,其致病菌主要为金黄色葡萄球菌。该病容易传染,可以通过人与人直接接触,在儿童中会迅速传播。发病高峰在夏秋季,成人也可能因为密切接触了患病儿童而被传染。高温潮湿、卫生条件差、过敏性皮肤、皮肤外伤,以及鼻部、腋下、咽部、会阴部有金黄色葡萄球菌感染,都容易诱发此病。

症状   **危害**

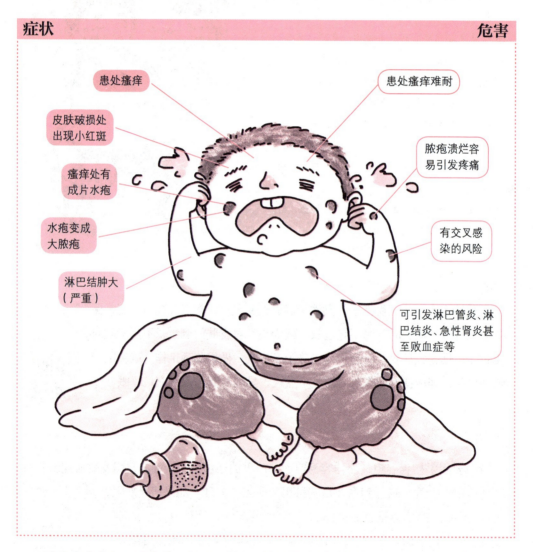

- 患处瘙痒
- 皮肤破损处出现小红斑
- 瘙痒处有成片水疱
- 水疱变成大脓疱
- 淋巴结肿大(严重)
- 患处瘙痒难耐
- 脓疱溃烂容易引发疼痛
- 有交叉感染的风险
- 可引发淋巴管炎、淋巴结炎、急性肾炎甚至败血症等

脓疱病多发生于夏秋季,多见于儿童,好发于面部、头部、四肢等露出部位。

饮食宜忌

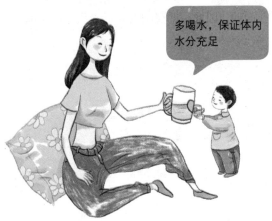

多喝水，保证体内水分充足

- 少吃鸡蛋，少吃糖类食物
- 饮食要清淡，应低盐少油
- 忌吃辛辣刺激性食物
- 忌吃海鲜、羊肉等辛腥发散的温热之品

生活注意事项

- 勤剪指甲
- 适当的体育锻炼可以提高患者的免疫力，对康复有好处
- 消除精神紧张因素，尽量保持心态平和
- 避免过度疲劳，保证充足的睡眠
- 预防感冒、扁桃腺炎、咽炎的发生，以免加重病情
- 尽量少去潮湿、阴暗的场所
- 此病具有传染性，若身边有人患病，需要隔离和消毒处理

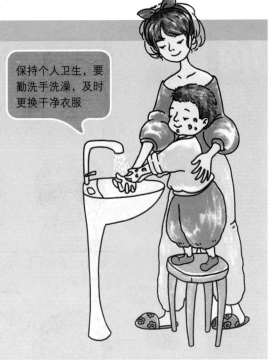

保持个人卫生，要勤洗手洗澡，及时更换干净衣服

治疗建议

无论是大人还是孩子患了脓疱病，都应先安抚好患者情绪。清洗患处时，动作要轻柔，不要强行剥离皮屑，以免局部感染。可以在医生的指导下口服抗生素或磺胺药，如青霉素及头孢菌素类。青霉素过敏者，可以遵医嘱口服红霉素或螺旋霉素。对重症患者，最好做脓液培养加药物敏感试验，以选用高效的抗生素。

五官科常见病

近视

因为远处物体在眼睛里成像是在视网膜前面的，因此，近视的人看近处物体比看远处物体要清晰。

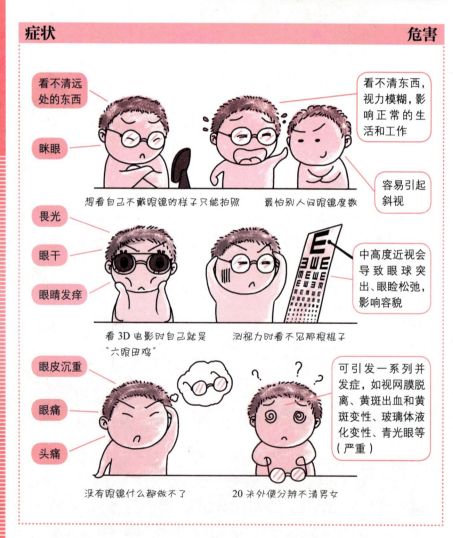

症状

- 看不清远处的东西
- 眯眼
- 畏光
- 眼干
- 眼睛发痒
- 眼皮沉重
- 眼痛
- 头痛

想看自己不戴眼镜的样子只能拍照
最怕别人问眼镜度数
看3D电影时自己就是"六眼田鸡"
测视力时看不见那根棍子
没有眼镜什么都做不了
20米外便分辨不清男女

危害

- 看不清东西，视力模糊，影响正常的生活和工作
- 容易引起斜视
- 中高度近视会导致眼球突出、眼睑松弛，影响容貌
- 可引发一系列并发症，如视网膜脱离、黄斑出血和黄斑变性、玻璃体液化变性、青光眼等（严重）

近视具体的发病机制我们还不清楚，但与遗传、发育、环境、用眼方式等因素相关。后天形成的近视主要是长时间近距离用眼导致的，如果光线偏暗，近视就更容易形成了。

饮食宜忌

- 多吃富含维生素A的食物，如枸杞类食品
- 多吃富含蛋白质、肽类、牛磺酸、核酸等营养素的食物，增强眼部组织活力
- 平时可以多饮用含决明子、菊花、山楂、珍珠粉的保健茶，有利于清热明目

生活注意事项

- 佩戴适合自己度数的眼镜
- 注意用眼卫生，不用手揉眼睛
- 不过度用眼

用眼一段时间后应进行远眺，以缓解眼睛疲劳；多进行户外运动，比如打球、散步等，以锻炼睫状肌；保持正确的坐姿，不躺卧看书，不边走路边看书、玩手机；看电视或玩手机时间不宜过长。

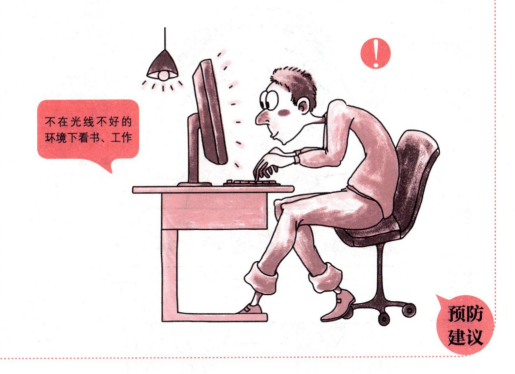

不在光线不好的环境下看书、工作

预防建议

近视的人只要佩戴眼镜就能矫正视力。眼镜的度数要和近视的程度相符，不要刻意降低度数，避免近视程度迅速加深。如果不愿意戴眼镜，患者可以选择手术治疗。手术治疗后要特别注意保护视力，合理用眼，否则近视会再次发生。

治疗建议

弱视

通常弱视患者的眼球无明显器质性病变,但单眼或双眼的视力经矫正后仍达不到0.8。目前,我国的弱视标准为矫正视力≤0.8或两眼视力差≥2行。弱视是一种严重危害儿童视功能的眼病,如不及时治疗可使弱视加重,甚至失明。

症状   **危害**

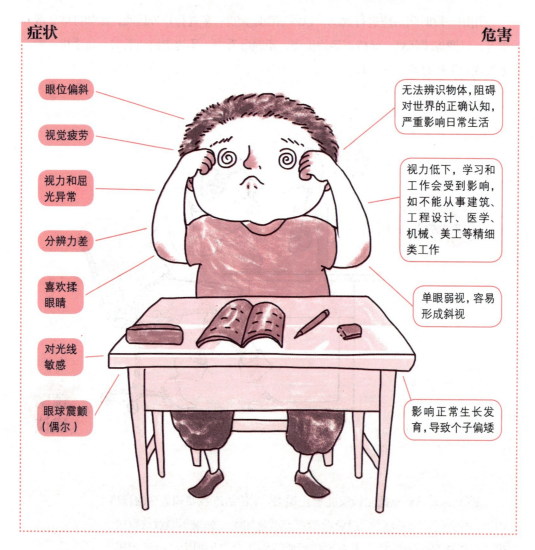

- 眼位偏斜
- 视觉疲劳
- 视力和屈光异常
- 分辨力差
- 喜欢揉眼睛
- 对光线敏感
- 眼球震颤(偶尔)

- 无法辨识物体,阻碍对世界的正确认知,严重影响日常生活
- 视力低下,学习和工作会受到影响,如不能从事建筑、工程设计、医学、机械、美工等精细类工作
- 单眼弱视,容易形成斜视
- 影响正常生长发育,导致个子偏矮

儿童弱视主要表现为视力不佳、视物模糊,即使佩戴眼镜后,视力仍不理想,不能达到正常水平。

饮食宜忌

- 养成良好的饮食习惯，不偏食、不挑食
- 适当多吃一些粗粮，比如玉米、红薯、紫薯、小米、黑豆等
- 多吃新鲜的绿色蔬菜和水果
- 少吃糖和含糖量高的食物
- 建议每天喝一杯鲜奶

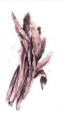

幼儿时期，家长定期给孩子做视力检查，可以及时发现孩子的视力问题；养成良好的作息习惯，不要过于疲劳，保证足够的睡眠；注意用眼卫生，不要养成用手揉眼睛的习惯。

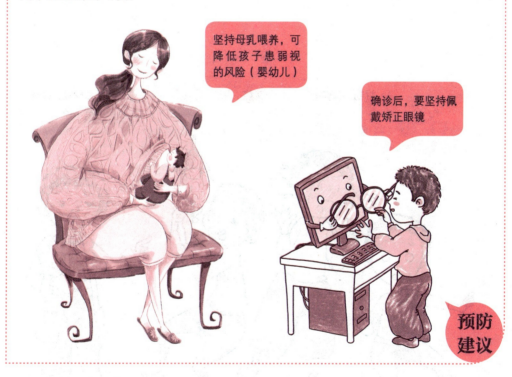

坚持母乳喂养，可降低孩子患弱视的风险（婴幼儿）

确诊后，要坚持佩戴矫正眼镜

预防建议

一旦发现孩子视力不正常，家长一定要及时带孩子去医院治疗。临床经验证明，弱视治疗的关键在于一个"早"字，年龄越小，发现越早，治疗效果越好，3~8岁治疗效果最好，成人则基本无法治愈。确诊之后，医生会根据患儿的具体病情，对不同类型的弱视采用不同的治疗方法。孩子和家长只有积极配合医生，治疗才能取得良好效果。

治疗建议

青光眼

在眼睛的角膜与虹膜之间充满了一种液体,我们将其称为房水,如果房水过多或流动出现异常,眼部压力就会增高,增高的压力会损伤眼部神经,继而引发青光眼。感染、外伤、眼部发炎都可引起青光眼。

症状   **危害**

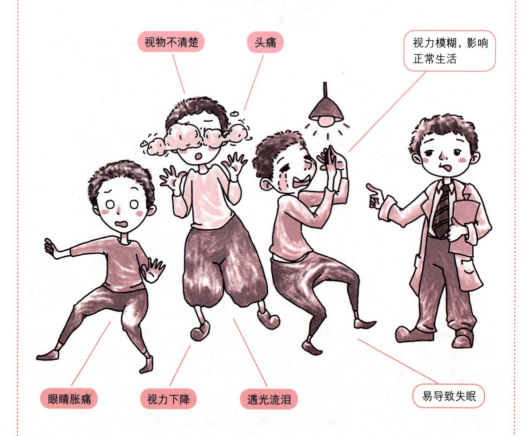

- 视物不清楚
- 头痛
- 视力模糊,影响正常生活
- 眼睛胀痛
- 视力下降
- 遇光流泪
- 易导致失眠

饮食宜忌

- 多吃能养心安神的食物,如莲子、核桃仁、小麦等
- 多吃些蔬菜和水果,多吃含粗纤维的粗粮,预防便秘,因为便秘患者排便时常有眼压增高的现象
- 忌食浓茶、咖啡、熏制食物以及辛辣刺激性食物
- 建议每天饮用一杯蜂蜜水
- 每次饮水量不宜超过400毫升,要缓慢喝,以防眼压增高
- 睡觉前一小时最好不要喝水

生活注意事项

- 保持情绪稳定,心态平和,不宜大喜大悲,遇事冷静莫生气
- 不要躺着看书、玩手机,坐姿要端正
- 避免长时间低头弯腰工作,不在阴暗的环境中工作和学习,每隔半小时适当让眼部放松一下
- 养成每天定时排便的习惯
- 早睡早起,保证每天至少8个小时的睡眠
- 不穿过紧的衣服,以免影响脑部循环
- 睡觉前用热水泡脚,促进血液循环
- 睡觉时枕头稍高一些,以防头部充血引起眼压升高

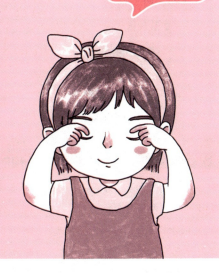

经常给眼睛按摩,排出多余的房水

治疗建议

青光眼是可致失明的眼疾之一。在治疗上,可采用药物疗法降低和控制眼部压力,还可以实施手术和激光治疗。家庭成员中有青光眼病史或高血压、糖尿病患者,并自己感觉头痛、眼胀、眼睛疲劳,特别是老花眼出现较早的40岁以上人群,应及时到眼科检查,并定期复查。平时应注意用眼卫生,缓解眼部疲劳,防止眼部压力升高。

白内障

当晶状体出现病变、损伤时,光线无法正常通过晶状体投射在视网膜上,这就是患上了白内障。患白内障后,视线会变得模糊。老年人、糖尿病患者更容易出现白内障。当然也有遗传因素导致的儿童白内障,但具体的致病原因目前还不清楚。

症状 / 危害

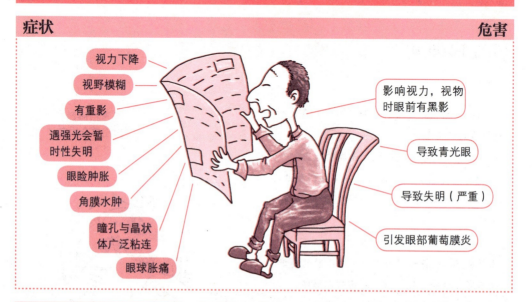

症状:
- 视力下降
- 视野模糊
- 有重影
- 遇强光会暂时性失明
- 眼睑肿胀
- 角膜水肿
- 瞳孔与晶状体广泛粘连
- 眼球胀痛

危害:
- 影响视力,视物时眼前有黑影
- 导致青光眼
- 导致失明(严重)
- 引发眼部葡萄膜炎

饮食宜忌

- 多吃新鲜的水果、蔬菜
- 少吃油腻辛辣的食物
- 便秘会加重白内障病情,因此白内障患者宜选易消化的食物,以保持大便通畅

预防护理

- 多注意休息,睡眠充足很重要
- 工作或学习疲惫时,可以做一下眼保健操,缓解眼睛疲劳
- 不在暗处看书,不擅自给自己佩戴不合适的眼镜
- 防止紫外线对眼部的照射,出门可戴防紫外线的墨镜
- 患有糖尿病或其他内分泌代谢疾病的患者,要谨遵医嘱用药,及早控制血糖
- 学会控制自己的情绪,保持乐观心态
- 适当参与一些户外锻炼,增强体质

治疗建议

白内障患者要及时治疗,否则容易引起青光眼,最佳的治疗方法是手术。白内障手术目前技术很成熟,成功率很高,视力恢复很快,手术后也不会复发。做完白内障手术后,要避免剧烈运动,特别是不能撞击到眼部周围和头部。如果是老年患者,手术前应接受检查,预防手术过程中突发高血压或心脏病。

中耳炎

中耳炎多为细菌感染所致,感冒、咽喉炎都可能引起中耳炎。此病好发于儿童,因为儿童咽鼓管短且平直,所以鼻部和咽喉部的细菌更容易侵入中耳。婴儿平躺着吃奶、很用力地擤鼻涕或者擤鼻涕时把两边鼻孔都捏紧了,就可能让鼻部细菌进入中耳,引起发炎。游泳、洗澡时耳朵进水也可能引起中耳炎。此外,过敏和气压骤变也可引发中耳炎。

症状 / 危害

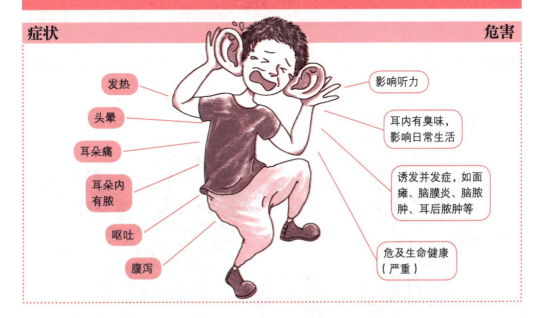

症状:发热、头晕、耳朵痛、耳朵内有脓、呕吐、腹泻

危害:影响听力;耳内有臭味,影响日常生活;诱发并发症,如面瘫、脑膜炎、脑脓肿、耳后脓肿等;危及生命健康(严重)

饮食宜忌

- 多吃高纤维食物,如蔬菜、水果、全麦面包、燕麦等
- 在两餐之间吃一些核桃、腰果等富含B族维生素的食物
- 多吃肉类、蛋、豆腐、黄豆等高蛋白食物
- 适当喝点大麦茶、薄荷茶
- 避免吃温度变化过大的食物,如太冷、太烫的食物
- 少吃甜食,少喝含有食品添加剂和咖啡因的饮料
- 少食多餐,控制体重

生活注意事项

- 洗澡时要防止水进入耳朵内,耳朵进水后要尽快弄干
- 尽量少吹气球和笛子
- 多在安静的环境中静养
- 保持口腔卫生,尽量用鼻子呼吸
- 睡觉时将病耳朝下
- 保持鼻道和耳咽管畅通和清洁

治疗建议

中耳炎要及时治疗,急性中耳炎如果治疗不及时容易引起耳鼓穿孔,会损伤听力。如果患者发热、疼痛等症状突然减轻,同时耳内流出大量脓液,可能就是耳鼓穿孔了。此时应尽快去医院检查听力,如果听力异常,还需要做进一步检查,可能需要修补耳鼓。

过敏性鼻炎

过敏性鼻炎是人体对特定物质的一种过敏反应，不同的人对不同的物质有不同的反应。引起过敏反应的物质主要是尘螨、花粉、动物皮毛等，有些食物也可引起某些人的过敏反应，常见的有花生、坚果、牛奶等。

症状　　　　　　　　　　　　　　　　　　　　危害

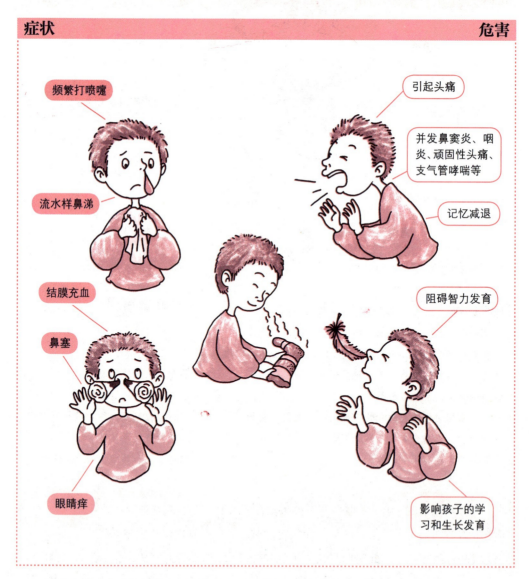

- 频繁打喷嚏
- 流水样鼻涕
- 结膜充血
- 鼻塞
- 眼睛痒

- 引起头痛
- 并发鼻窦炎、咽炎、顽固性头痛、支气管哮喘等
- 记忆减退
- 阻碍智力发育
- 影响孩子的学习和生长发育

在春秋或者换季的时候大多数患者的症状会加重。

饮食宜忌

- 多吃补肺益气的食物，如燕窝、木耳、银耳、柿饼、花生、核桃、百合、松子等
- 多吃富含维生素C的食物，如菠菜、大白菜、小白菜、白萝卜等
- 多吃糯米、山药、红枣、莲子、红糖和桂圆等
- 少吃或者不吃牛肉、羊肉等燥热食物
- 不吃冷饮和刺激性食物，如雪糕、咖啡、碳酸饮料等
- 少吃或不吃含人工色素、香精等食品添加剂的食物

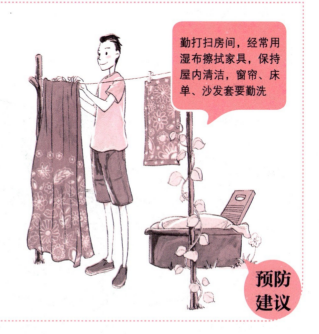

家里最好不要养宠物；对花粉过敏的患者，室内最好不要摆放会开花的盆景；平时不要频繁挖鼻孔，不要剪鼻毛；每天按摩鼻子，可促进鼻部血液循环；养成出门戴口罩的习惯；定期用冷水清洗鼻腔。

勤打扫房间，经常用湿布擦拭家具，保持屋内清洁，窗帘、床单、沙发套要勤洗

预防建议

从理论上来说，过敏性鼻炎患者只要远离过敏原即可，但是确切找出过敏原很困难，即使找到了想要完全回避也不容易。比较好的方法是在医生的指导下做皮肤反应检查，在皮肤上开个小伤口，涂抹各种可能致敏的物质，找出过敏原，然后向体内注入少量致敏物质，这样可逐渐提高免疫力。如果患者无法做这样的检查，可以服用抗组胺药物，或者滴入鼻炎药物对抗过敏。严重者还可服用激素药物，不过这些药物只能缓解症状，不能根治。

治疗建议

鼻窦炎

鼻窦炎就是指鼻窦中的一个部分或者多个部分发炎了。鼻窦炎分为急性鼻窦炎和慢性鼻窦炎,一般来说患慢性鼻窦炎的较多。长期感冒或者反复感冒是引起鼻窦炎的主要原因。猛烈擤鼻涕或者有异物、污水进入鼻腔也会引起鼻窦炎。鼻窦炎中的脓液若进入喉咙可向肺部运动,引起肺炎。

症状 **危害**

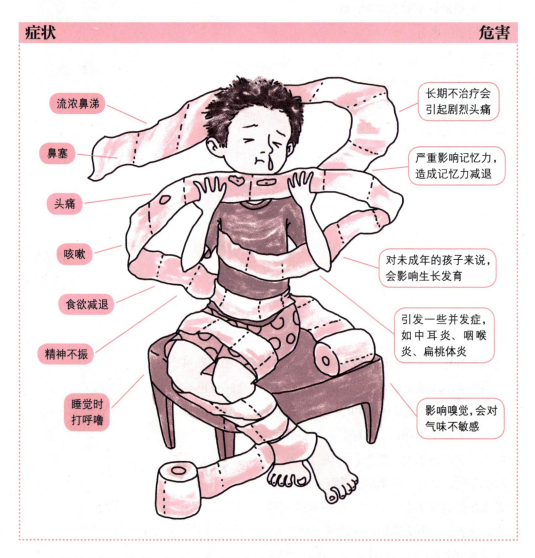

症状：
- 流浓鼻涕
- 鼻塞
- 头痛
- 咳嗽
- 食欲减退
- 精神不振
- 睡觉时打呼噜

危害：
- 长期不治疗会引起剧烈头痛
- 严重影响记忆力,造成记忆力减退
- 对未成年的孩子来说,会影响生长发育
- 引发一些并发症,如中耳炎、咽喉炎、扁桃体炎
- 影响嗅觉,会对气味不敏感

如果是急性鼻窦炎,患者的头痛和鼻子痛都比较剧烈;如果是慢性鼻窦炎,头痛一般表现为钝痛,不太剧烈。

饮食宜忌

- 多吃新鲜水果和蔬菜
- 多吃含锌的食物，如瘦肉、猪肝、鱼类、蛋黄等
- 多吃谷类和豆类食物，如燕麦、豆浆、豆奶和豆腐等
- 少吃辛辣刺激的食物
- 少吃含食品添加剂比较多的食物，如膨化食品、方便食品、腌制食品等
- 少吃油腻的食物和甜食

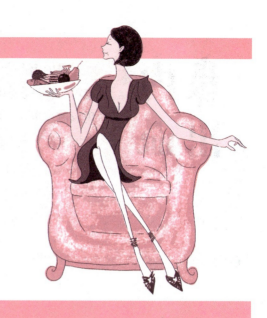

生活注意事项

- 改变不良的擤鼻子习惯，减少对鼻子黏膜的伤害
- 鼻腔有疾病时需要及时治疗，延误治疗容易导致鼻窦炎
- 尽量少用血管收缩剂之类的药物刺激鼻黏膜
- 通过蒸汽吸入等方法，保持鼻腔内清洁和湿润
- 不随意用手挖鼻孔

鼻窦炎患者的自我检测

☐ 鼻腔分泌物增多，自己能感觉到有股恶臭
☐ 出现痰多的情况
☐ 经常性出现一侧或两侧鼻孔堵塞，特别是早晨起床时更严重
☐ 经常出现头痛和局部神经疼痛
☐ 嗅觉减退

如果出现上述症状，需要去医院确诊是否为鼻窦炎。

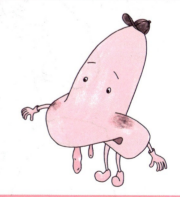

患了鼻窦炎，必须看医生进行专业治疗，在医生的指导下服用抗生素或消炎药，同时配合局部清洗。局部清洗前需要用针扎破鼻窦抽出脓液，然后用药物清洗，之后服用抗生素或消炎药。如果长期治疗无效，则需要考虑做手术。另外，如果同时患有慢性扁桃体炎或者甲状腺功能减弱的疾病，必须先治疗这些疾病，再治疗鼻窦炎。

治疗建议

鼻内出血

鼻内出血是临床常见的症状之一,可由鼻部疾病引起,也可由全身疾病所致。鼻出血多为单侧,少数情况下可出现双侧鼻出血。出血量多少不一,轻者仅为涕中带血,重者可引起失血性休克,反复鼻出血可导致贫血。

危害

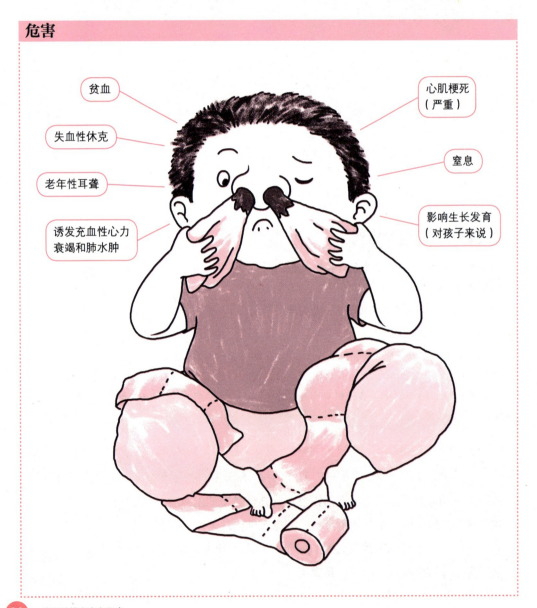

- 贫血
- 失血性休克
- 老年性耳聋
- 诱发充血性心力衰竭和肺水肿
- 心肌梗死(严重)
- 窒息
- 影响生长发育(对孩子来说)

饮食宜忌

- 每天吃一个鸡蛋
- 补充足够的水分，每天早起喝一杯凉白开水
- 每天盐的摄入量（包括酱油中的盐）要减至5克左右
- 戒烟酒，少吃刺激性食物
- 饮食要均衡，不挑食、不偏食
- 多吃新鲜的蔬菜和富含维生素C、钾、镁的水果，如香蕉、苹果、柑橘等
- 少吃动物油，如猪油，少吃动物内脏和肥肉

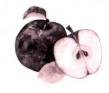

不要用手去抠鼻孔；保持心情开朗，情绪稳定；根据天气变化增减衣服，避免感冒；秋季干燥时，可以在室内使用加湿器增加湿度；养成规律的作息习惯，保证充足的睡眠与休息；有高血压和高脂血症的患者，需要按医嘱服药，控制血压和血脂。

每天坚持锻炼身体，增强身体免疫力

预防建议

鼻出血时，不要惊慌，可以用手指压紧出血侧和鼻翼至少5分钟，有条件的可取消毒棉球或纱布塞进鼻腔，再按压。如果出现出血不止的情况，需要立即去医院处理。轻微的鼻出血可以用冷水浸湿毛巾，敷在鼻跟部，这样做可以使血管遇冷收缩，从而达到止血的目的。

需要注意的是，鼻出血时千万不要将头仰起，这样会适得其反，会使血被咽下肚，可能会引起呕吐。正确的做法是头朝前倾，面部向下，张口呼吸。出血量比较大时，需要去医院做急救处理。

治疗建议

五官科常见病

口臭

口臭也称被为口气或口腔异味。口臭的原因大致有三种：第一种是食物残留在口腔中发酵，形成了腐败物；第二种是口腔中有炎症，如牙周炎、牙龈炎等；第三种就是人们常说的"肠胃热、胃火旺"。

症状　　　　　　　　　　　　　　　　　　　　　　　　危害

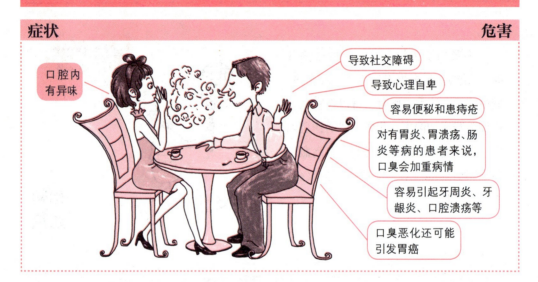

- 口腔内有异味
- 导致社交障碍
- 导致心理自卑
- 容易便秘和患痔疮
- 对有胃炎、胃溃疡、肠炎等病的患者来说，口臭会加重病情
- 容易引起牙周炎、牙龈炎、口腔溃疡等
- 口臭恶化还可能引发胃癌

饮食宜忌

- 早起空腹喝一杯淡盐水
- 注意口腔卫生，养成饭后用淡盐水漱口的习惯，这样能杀菌消炎
- 不吸烟，不喝酒
- 补充足够的水分，多喝点花茶、绿茶，可清热解毒又可调节身体机能
- 避免食用辛辣、过冷、过烫的食物
- 多吃西瓜、柚子、橘子等水分含量较多的水果
- 少吃刺激性的食物，如大蒜、洋葱、韭菜等，吃完最好及时漱口
- 喝点薄荷水或柠檬汁，适当咀嚼茶叶或花生米，有助于保持口腔卫生
- 注意饮食营养均衡，预防便秘

生活注意事项

- 养成良好的作息生活习惯，不熬夜
- 劳逸结合，在生理期等特殊情况下应多卧床休息
- 肠胃部有疾病时，需要及时对症治疗
- 适当锻炼身体，增强身体免疫力

治疗建议

口臭的原因有多种，治疗要从具体原因入手。非病理性的口臭主要是因为人经过一夜的睡眠后没有进食和饮水造成的；也有可能是吃了像韭菜、洋葱、葱等含硫物质的食物造成的。这种口臭通过在饭后加刷一次牙就能够消除。如果是病理性的口臭，则需要请医生先找出口臭的原因，对症治疗。

牙周炎

牙齿清洁不到位导致的牙结石和牙垢是引起牙周炎的主要原因。此外，牙龈炎治疗不及时，病情扩展也会引起牙周炎。另外，咀嚼食物方式不当造成牙周受力过大，经常用口呼吸，营养不良如缺乏维生素C、蛋白质，患全身性疾病如糖尿病等都可导致牙周炎。

症状　　　　　　　　　　　　　　　　危害

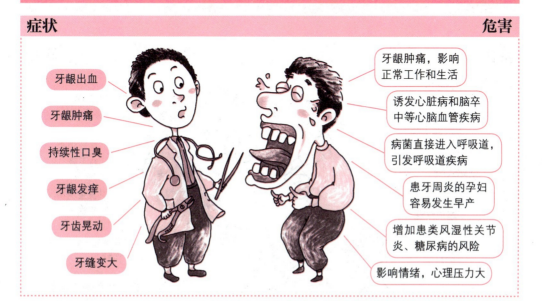

症状：牙龈出血、牙龈肿痛、持续性口臭、牙龈发痒、牙齿晃动、牙缝变大

危害：牙龈肿痛，影响正常工作和生活；诱发心脏病和脑卒中等心脑血管疾病；病菌直接进入呼吸道，引发呼吸道疾病；患牙周炎的孕妇容易发生早产；增加患类风湿性关节炎、糖尿病的风险；影响情绪，心理压力大

饮食宜忌

- 多吃富含蛋白质、钙和锌的食物，如蛋类、肉类、牛乳、谷物等
- 多吃新鲜蔬菜，补充足够的维生素
- 少吃或不吃油炸食物
- 少吃刺激性的食物
- 适当多吃一些绿豆汤、银耳汤等清火消肿的食物
- 不吃过于坚硬的食物，如蚕豆、排骨等

生活注意事项

- 每隔半年应该看一次牙医，及时处理牙结石、牙菌斑
- 坚持正确的刷牙方式，上下刷而不是横着刷
- 刷牙的时候手指上沾点盐或牙膏轻轻打圈按摩牙周，可有效预防牙周炎
- 不使用牙签清理牙缝，如有必要，建议使用牙线清理牙缝中的残渣
- 不要用牙齿咬过于坚硬的东西

治疗建议

治疗牙周炎先要清除牙结石，一般刷牙无法清除牙结石，必须找专业医生洗牙，之后再处理牙周炎的问题，如果有脓肿需要切开排脓；牙齿松动的，需要做牙周夹板，无法保留的则需要拔除。如果全身症状严重，还需要在医生指导下服用抗生素。

咽炎

咽炎为咽部的非特异性炎症,是各种微生物感染咽部而产生炎症的统称,可单独存在,也可与鼻炎、扁桃体炎和喉炎并存。有时候咽炎也是某些疾病的前驱症状。咽炎可分为急性咽炎和慢性咽炎。

症状　　　　　　　　　　　　　　　　　　　　　　危害

急性咽炎的症状

- 咽部干燥
- 咽部灼热
- 咽部疼痛
- 吞咽疼痛
- 咽部充血肿胀
- 干咳

慢性咽炎的症状

- 咽内有黏痰
- 咽部有异物感
- 刺激性咳嗽

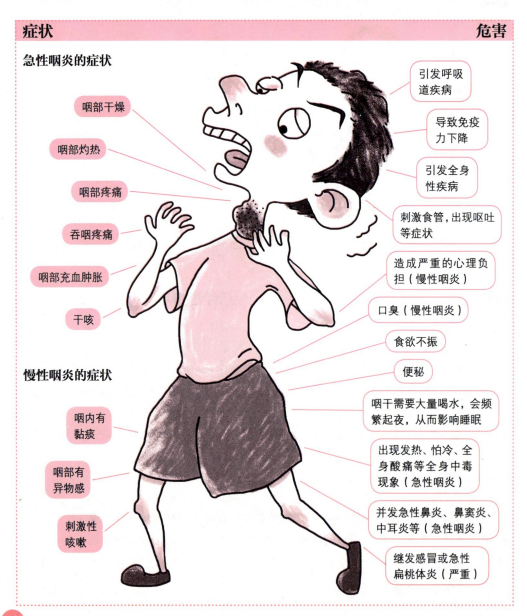

- 引发呼吸道疾病
- 导致免疫力下降
- 引发全身性疾病
- 刺激食管,出现呕吐等症状
- 造成严重的心理负担(慢性咽炎)
- 口臭(慢性咽炎)
- 食欲不振
- 便秘
- 咽干需要大量喝水,会频繁起夜,从而影响睡眠
- 出现发热、怕冷、全身酸痛等全身中毒现象(急性咽炎)
- 并发急性鼻炎、鼻窦炎、中耳炎等(急性咽炎)
- 继发感冒或急性扁桃体炎(严重)

饮食宜忌

- 常吃富含胶原蛋白的食物，如猪蹄、猪皮、蹄筋、鱼类、豆类等
- 少吃或不吃煎炸、辛辣刺激性食物，如油条、麻团、炸糕、辣椒、大蒜、胡椒粉等
- 饮食要清淡且易消化，可以多吃点萝卜、冬瓜、苋菜等
- 多吃一些清爽去火、柔嫩多汁的食物

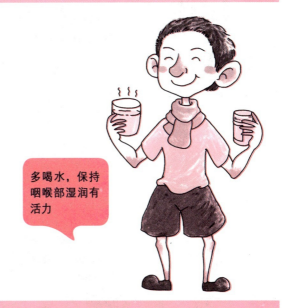

多喝水，保持咽喉部湿润有活力

生活注意事项

- 注意劳逸结合，防止受冷，急性咽炎期应卧床休息
- 经常接触粉尘或化学气体的慢性咽炎患者应采取戴口罩、戴面罩等防护措施
- 不要用嗓过度，学会保护嗓子
- 适当运动，可以给喉咙做做按摩
- 经常去大自然里呼吸新鲜空气
- 注意口腔卫生，坚持早晚和饭后刷牙
- 保持室内空气流通，室内温度建议保持在25℃左右，湿度控制在50%~60%为宜

咽炎的诊断

慢性咽炎的诊断主要根据咽部症状、咽部望诊检查而做出，一般情况下，不需要做特殊检查即可诊断。但为了与其他疾病相鉴别，有时需要进行其他检查，如纤维喉镜检查、吞钡透视或照片、CT检查等。

治疗建议

西医和中医在治疗咽炎方面各有优缺点，因此，对慢性咽炎的治疗，可以单纯采用中医治疗，也可采取中西医结合治疗的方法，即在中医辨证论治的同时，吸收西医某些全身治疗与局部治疗的优点，特别是在治疗观念上要注意配合其他治法，积极根治引起慢性咽炎的上呼吸道炎症。

复发性口腔溃疡

复发性口腔溃疡又被称作复发性阿弗他溃疡,可在1~3个月反复出现,一年四季均可发生,发病时口腔黏膜上会出现圆形溃疡。普通感冒、消化不良、过度疲劳、精神压力过大都可引起该病,但是最主要的还是与免疫系统紊乱有关。

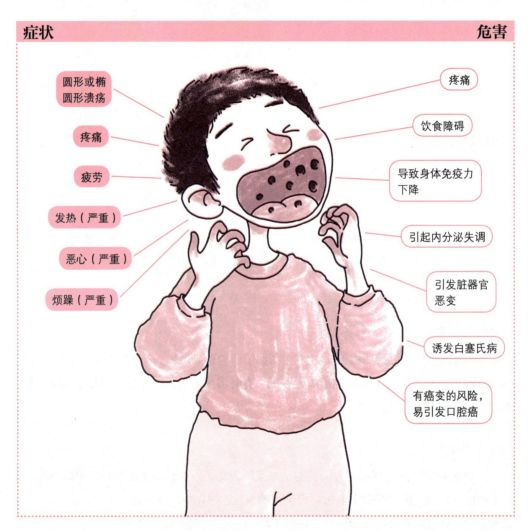

症状
- 圆形或椭圆形溃疡
- 疼痛
- 疲劳
- 发热(严重)
- 恶心(严重)
- 烦躁(严重)

危害
- 疼痛
- 饮食障碍
- 导致身体免疫力下降
- 引起内分泌失调
- 引发脏器官恶变
- 诱发白塞氏病
- 有癌变的风险,易引发口腔癌

轻型口腔溃疡一般7~10天会自然好转,不留疤痕。反复发作后恢复比较难,病程可达1个月,痊愈后会留下疤痕。重型口腔溃疡会伴随疲劳、发热、恶心、烦躁、淋巴结肿大等全身症状。

饮食宜忌

- 饮食清淡，多吃蔬菜水果，保持大便通畅
- 不吃辛辣刺激厚味的食物，如火锅、烧烤、辣椒、生姜等
- 不要吃坚硬的食物，比如炸鸡排、排骨、坚果等
- 患病期间，忌吃过烫的食物，以防加重口腔溃疡
- 少吃面包末、玉米粒或土豆泥等研磨后的食物，残渣容易黏附在溃疡面上，不利于恢复

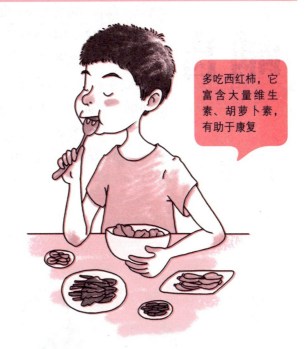

多吃西红柿，它富含大量维生素、胡萝卜素，有助于康复

注意口腔卫生，养成早晚刷牙和饭后漱口刷牙的习惯；注意多休息，避免劳累过度，保证充足的睡眠；女性经期前后要注意休息，保持心情愉快；牙齿不光洁，应该及时治疗。

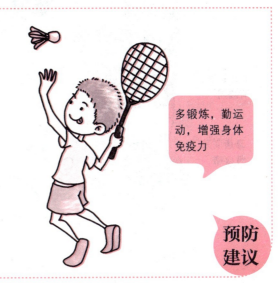

多锻炼，勤运动，增强身体免疫力

预防建议

患病后，治疗主要以消炎、促进恢复、止痛为主，严重的需要遵医嘱服用抗生素。女性患病可能与生理周期有关，可在医生指导下服用雌性激素药物治疗。除了药物治疗，保持口腔清洁也很重要，因为口腔不清洁会加重病情。

治疗建议

龋齿

龋齿，俗称蛀牙、虫牙。正常牙齿的最外面有一层牙釉质，这层牙釉质具有保护牙本质、牙髓的作用。当口腔卫生差时，食物残渣（主要是糖和淀粉类食物）经常大量附着在牙齿上，细菌、病毒、寄生虫等在此繁殖，经过一段时间后（大约一两年），这些附着物就会不断产酸，腐蚀牙釉质，进而形成牙菌斑、龋洞，龋齿就形成了。不过，是否会形成龋齿与牙齿本身的质地也有关系。

症状　　　　　　　　　　　　　　　　　　危害

龋齿对孩子的危害

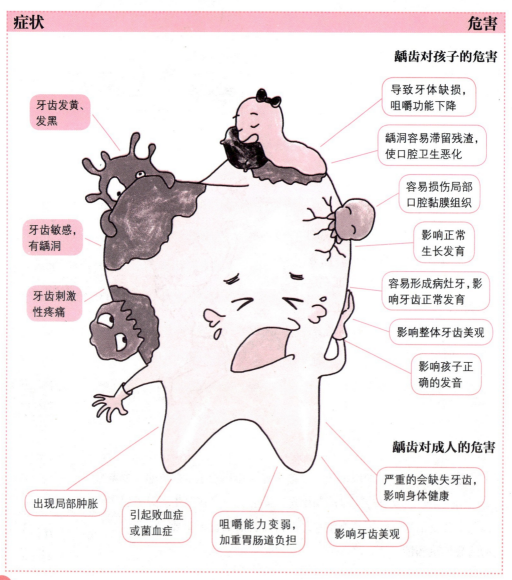

- 牙齿发黄、发黑
- 牙齿敏感，有龋洞
- 牙齿刺激性疼痛
- 出现局部肿胀
- 引起败血症或菌血症
- 咀嚼能力变弱，加重胃肠道负担

- 导致牙体缺损，咀嚼功能下降
- 龋洞容易滞留残渣，使口腔卫生恶化
- 容易损伤局部口腔黏膜组织
- 影响正常生长发育
- 容易形成病灶牙，影响牙齿正常发育
- 影响整体牙齿美观
- 影响孩子正确的发音

龋齿对成人的危害

- 严重的会缺失牙齿，影响身体健康
- 影响牙齿美观

饮食宜忌

- 少吃坚硬粗糙的食物，如炒花生、蚕豆、炒黄豆，还有炸鸡排、烤肉等
- 不喝酒和含酒精的饮料，避免刺激牙髓神经
- 少吃酸性食物，如石榴、杨梅、酸枣等
- 少吃甜食，尤其是含蔗糖量比较多的食物
- 不喝碳酸饮料，碳酸饮料会腐蚀牙齿
- 不吃过冷或过热的食物，避免刺激牙齿暴露在外的神经末梢

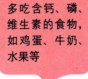

多吃含钙、磷、维生素的食物，如鸡蛋、牛奶、水果等

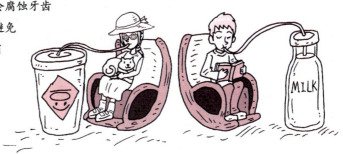

生活注意事项

- 坚持饭后三分钟内漱口的习惯
- 条件允许的话建议每年洗一次牙（成人）

帮孩子养成早晚刷牙的良好习惯

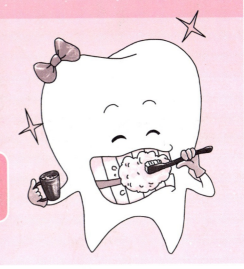

龋齿发展比较慢，如果能在牙齿出现白斑、发黄、发黑时就处理，龋齿就能被及时阻止，不会再发展。即使已经发展到有龋洞了，只要及时清理被腐蚀的部分，然后进行修补就可以。如果龋齿已经侵犯牙髓了，则需要清除牙髓，再补牙。如果补牙也无济于事了，那就需要拔牙，装上义齿。

治疗建议

呼吸系统常见病

感冒

感冒是由病毒感染引起的,并常伴有支气管炎。感冒病毒通常经喷嚏、咳嗽在人群间传播。温差较大或免疫力降低时,人便容易被病毒侵犯而患感冒。身体健康、免疫力强的人,一般很少感冒,即使患了感冒,症状也较轻微。所以,平常应多锻炼身体,同时远离感冒患者。

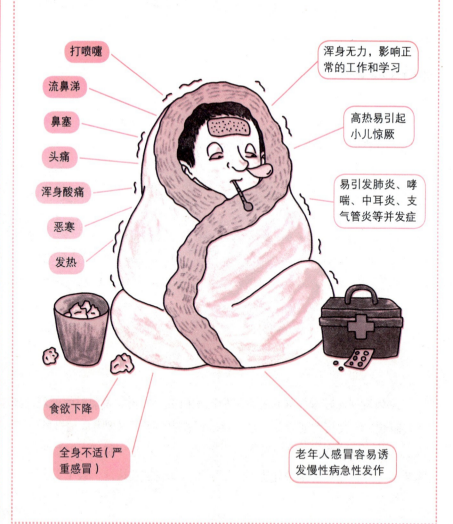

症状

- 打喷嚏
- 流鼻涕
- 鼻塞
- 头痛
- 浑身酸痛
- 恶寒
- 发热
- 食欲下降
- 全身不适(严重感冒)

危害

- 浑身无力,影响正常的工作和学习
- 高热易引起小儿惊厥
- 易引发肺炎、哮喘、中耳炎、支气管炎等并发症
- 老年人感冒容易诱发慢性病急性发作

饮食宜忌

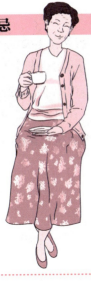

多喝水,促进机体新陈代谢

- 饮食要清淡细软,易消化吸收,可以多吃点营养健康的粥食
- 多吃蔬菜和水果,保证体内营养
- 不要吃甜腻食物,如汤圆、蛋糕、甜品等
- 不要吃辛辣刺激燥火的食物,如辣椒、芥末、生姜等
- 不要吃煎烤炸的食物,这类食物易上火,不易消化
- 戒烟、戒酒

养成规律的生活作息,不熬夜,多休息;注意个人卫生,保持室内通风,空气新鲜;经常感冒的患者可以每天按摩迎香穴,每次按摩20~30下;在感冒流行季节,可以在室内熏蒸食醋对空气进行消毒;少去人口密集的公共场所,防止交叉感染。

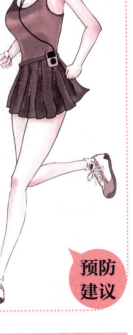

加强必要的体育锻炼,根据气候的变化随时增减衣物,防寒保暖

预防建议

理论上说,感冒1周左右便会自愈,但是如果自身免疫力太差,感冒可迁延不愈,并牵连到其他器官,引起支气管炎、中耳炎、脑膜炎、肺炎等疾病。因为引起感冒的病毒太多,目前还没有一种药能达到药到病除的效果。患感冒后最重要的是要充分休息,维持体力,提高对抗病毒的能力。另外还要多喝水,喝水可促使病毒尽快排出,加快感冒痊愈。

治疗建议

流行性感冒

流行性感冒传染性特别强，一般两三年爆发一次，病程为5天左右。流行性感冒具有一定的季节性，以冬春季节多见。儿童体质弱，当流行性感冒爆发时，就容易被感染。引起流行性感冒的病毒非常多，而且在不断的变异中，所以流行性感冒没有特效药可以治疗，关键靠预防。

症状 **危害**

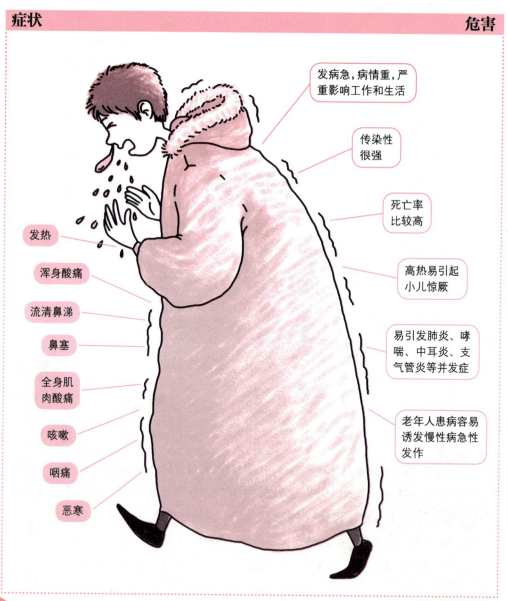

症状：
- 发热
- 浑身酸痛
- 流清鼻涕
- 鼻塞
- 全身肌肉酸痛
- 咳嗽
- 咽痛
- 恶寒

危害：
- 发病急，病情重，严重影响工作和生活
- 传染性很强
- 死亡率比较高
- 高热易引起小儿惊厥
- 易引发肺炎、哮喘、中耳炎、支气管炎等并发症
- 老年人患病容易诱发慢性病急性发作

饮食宜忌

- 多喝水，促进机体新陈代谢
- 饮食要清淡细软，易消化吸收，可以多吃点营养健康的粥食
- 多吃蔬菜和水果，保证体内营养
- 不要吃过于甜腻的食物，如汤圆、蛋糕、甜品等
- 不要吃辛辣刺激燥火的食物，如辣椒、芥末等
- 不要吃煎、烤、炸等易上火、难消化的食物

及时给孩子接种流感疫苗；流感爆发期间减少外出；少去人群密集的场所；上幼儿园的孩子在流行性感冒爆发期可以暂时在家休息几天；外出回家后要马上洗手、洗脸、洗鼻孔。

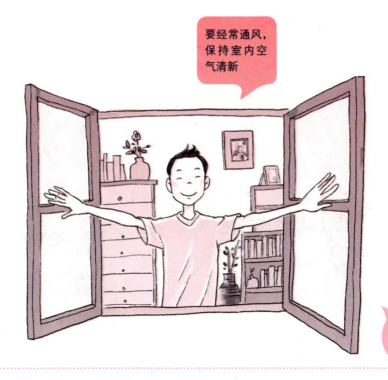

要经常通风，保持室内空气清新

预防建议

流行性感冒属于病毒感染，病毒种类多，很难找到能抵抗所有病毒的药物，治疗应该以支持疗法为主，用解热镇痛药物缓解不适感，只要发热超过38.5℃就应该给药。注意，抗生素对流行性感冒没有治疗作用，不要盲目服用，也不要通过服用抗生素来预防细菌感染，只有细菌感染确切发生时才可使用抗生素治疗。

治疗建议

支气管炎

支气管炎分为急性支气管炎和慢性支气管炎。急性支气管炎多因病毒和细菌反复感染引起，寒冷季节和气候骤变时容易发生。慢性支气管炎是指气管、支气管黏膜及其周围组织的慢性非特异性炎症，是一种危害人体健康的常见病，多见于老年人。

症状　　　　　　　　　　　　　　　　　　危害

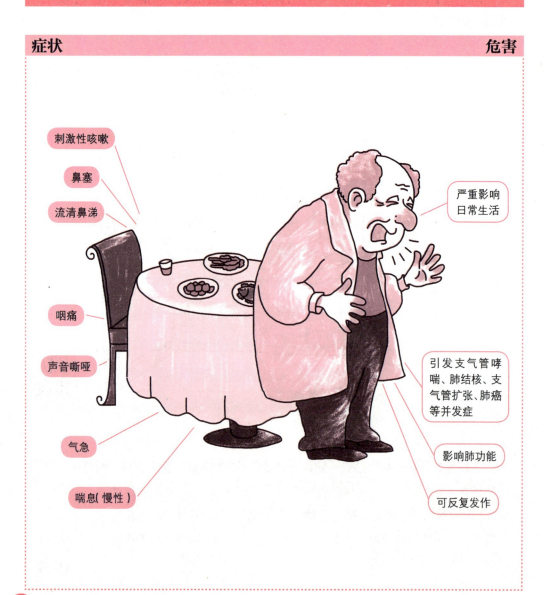

症状：刺激性咳嗽、鼻塞、流清鼻涕、咽痛、声音嘶哑、气急、喘息（慢性）

危害：严重影响日常生活；引发支气管哮喘、肺结核、支气管扩张、肺癌等并发症；影响肺功能；可反复发作

饮食宜忌

- 多吃健脾化痰的食物,如百合、大枣、核桃、蜂蜜等
- 饮食要清淡,多吃萝卜和青菜,还有各种瓜类,如冬瓜、南瓜、丝瓜、苦瓜等
- 多吃黄豆及豆制品,补充人体需要的优质蛋白质
- 不要吃刺激性食物
- 菜肴调味不宜过咸、过甜,冷热要适合
- 忌吃荤腥油腻的食物,如肥肉等
- 戒烟和戒酒

生活注意事项

- 加强体育锻炼,增强体质,提高呼吸道的抵抗力
- 有支气管炎的人不但要戒烟,还要主动避免吸二手烟
- 保持室内空气流通和新鲜
- 被确诊为急性支气管炎时,要积极配合治疗,防止病情恶化
- 不要擅自使用止咳药物,需在医生的指导下对症用药

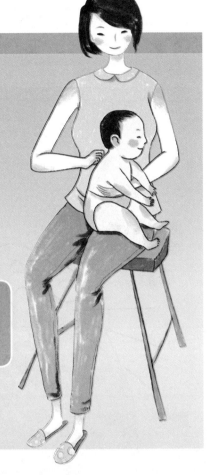

婴幼儿不会自己排痰,大人可以通过拍背、蒸汽熏蒸等方法帮助其排痰

治疗建议

咳嗽剧烈且有浓痰的时候,应该尽快看医生,不要自行服用止咳药。止咳药阻碍支气管内有害物质的排出,会加重病情。这时患者应该遵医嘱,使用支气管扩张剂,促进支气管内痰液的排出;同时检查是否是由细菌引起的,如果存在细菌感染的情况就需要使用抗生素治疗。患了急性支气管炎,患者要尽快就医,并将其彻底治好,避免反复发作引起慢性支气管炎。

肺炎

肺炎是指终末气道、肺泡和肺间质的炎症，病原体感染、理化因素、免疫损伤、过敏及药物都可以引起肺炎。其中，最常见的是细菌性肺炎，对年老体弱者、儿童和其他患有严重基础疾病的人危害最大。

症状　　　　　　　　　　　　　　　　　　　　　　　**危害**

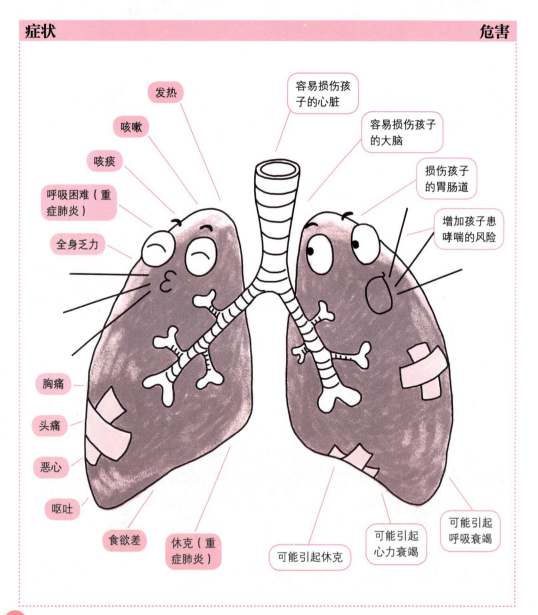

症状：发热、咳嗽、咳痰、呼吸困难（重症肺炎）、全身乏力、胸痛、头痛、恶心、呕吐、食欲差、休克（重症肺炎）

危害：容易损伤孩子的心脏、容易损伤孩子的大脑、损伤孩子的胃肠道、增加孩子患哮喘的风险、可能引起休克、可能引起心力衰竭、可能引起呼吸衰竭

饮食宜忌

- 多喝水，犯病期间可以多吃半流质食物，促进消化
- 多吃富含优质蛋白质的食物，如精瘦肉、海鱼、奶制品、豆制品、鸡蛋等
- 多吃含铁丰富的食物，如动物的肝脏、蛋黄等
- 多吃含铜量高的食物，如牛肝、麻酱、猪肉等
- 多吃含钙量高的食物，如虾皮、奶制品等
- 多吃富含维生素A的食物，如动物肝脏和蛋黄等

- 不吃过甜、过于油腻的食物，如奶油蛋糕、肥肉等
- 不吃辛辣刺激性食物
- 不吃生冷的食物，如冷饮、冰镇西瓜等
- 不吸烟，不喝酒
- 不吃过咸和腌制的食物

生活注意事项

- 不要随地吐痰
- 肺炎容易传染，患者无论是在家还是外出最好佩戴口罩，防止传染给其他人
- 多到空气新鲜的大自然中做深呼吸锻炼，提高肺活量
- 少去人流量较大的公众场合
- 肺炎伴有高热时，需要及时降温，特别是对于年幼的孩子，家长要随时关注其体温变化
- 多卧床休息，减少体力劳动

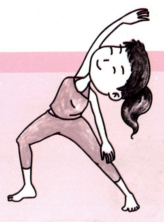

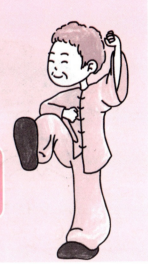

> 平时加强体育锻炼，增强免疫力，少生病

治疗建议

肺炎是常见的呼吸道疾病，春季气温回暖时是肺炎的高发期，也是肺炎治疗最需要注意的时期。对于肺炎的治疗，患者首先要了解它是由哪种病菌引起的。对年老体弱无力咳痰者或痰量较多的患者，治疗应以祛痰为主，协助排痰，保证呼吸道畅通。应避免用镇咳剂，如可待因等，以免抑制中枢及加重呼吸道阻塞和炎症，导致病情恶化。在肺炎治疗过程中，患者要保持良好的心态，治疗结束后更要积极乐观地面对生活和工作。

哮喘

哮喘是气道的一种慢性炎症，是因为支气管过于敏感导致的。过敏性哮喘患者对灰尘、尘螨、花粉、动物皮毛等特定物质有反应，非过敏性哮喘患者对刺激性气味、冷空气、运动、部分食物或药品等有反应。

症状   **危害**

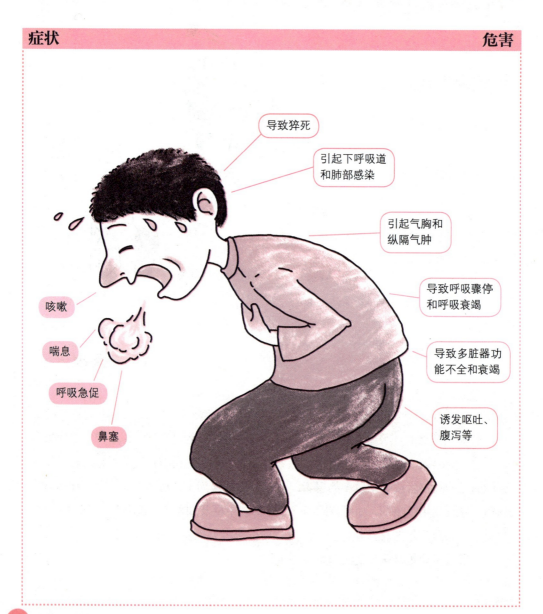

症状：咳嗽、喘息、呼吸急促、鼻塞

危害：导致猝死；引起下呼吸道和肺部感染；引起气胸和纵隔气肿；导致呼吸骤停和呼吸衰竭；导致多脏器功能不全和衰竭；诱发呕吐、腹泻等

饮食宜忌

- 多喝水，有利于稀释痰液
- 少食多餐，用餐时需细嚼慢咽，不宜过饱
- 多吃蔬菜和水果
- 饮食宜清淡温热，忌食肥腻食物和过冷、过热的食物
- 少喝或不喝冷饮和含添加剂的饮料

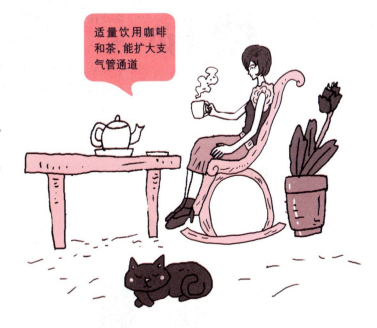

适量饮用咖啡和茶，能扩大支气管通道

生活注意事项

- 勤洗澡、勤洗被单，保持个人卫生
- 调节室内空气的湿度，避免空气过于干燥
- 最好不要养花草和宠物，特别是有过敏病史的患者
- 天气寒冷或风大时，尽量不外出
- 放松心情，保持良好乐观的心态
- 尽量控制自己的体重在正常范围内
- 根据自身情况，做一些适合自己的运动，以增强体质
- 选择一个空气比较清新的环境练习深呼吸
- 自己不吸烟，同时也要尽量避免吸二手烟
- 避免使用阿司匹林或含有阿司匹林的药物

治疗建议

哮喘一旦患上便会伴随患者一生，不过只要细心一点，患者也能跟它和谐"相处"。最主要的一点就是要远离刺激物质。如果患上的是过敏性哮喘，要勤洗床单、被罩，勤用湿布擦拭家具、床垫，不养小动物，不养花草。哮喘患者要随身携带一支支气管扩张剂，哮喘发作时只要将其喷入口腔就能缓解症状。如果感觉有痰，还可在医生指导下配合使用祛痰剂。

呼吸系统常见病

消化系统常见病

便秘

便秘是指粪便干结、排便困难，常伴有排便耗时长、不规律、排便次数少等问题。便秘一般与不良的排便习惯和饮食习惯、情绪紧张、肠道疾病等有关。长期便秘可导致痔疮、直肠癌、肛裂等问题，应该给予重视。

症状   **危害**

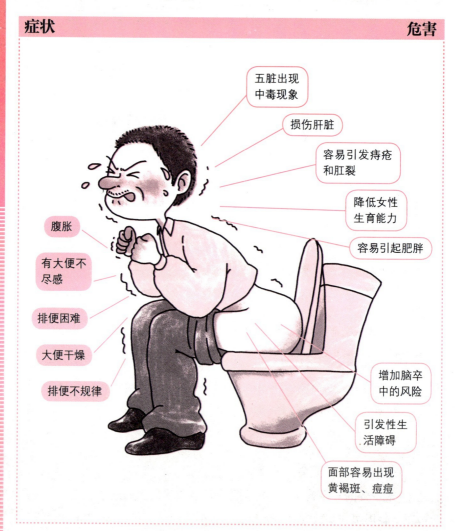

症状：腹胀、有大便不尽感、排便困难、大便干燥、排便不规律

危害：五脏出现中毒现象、损伤肝脏、容易引发痔疮和肛裂、降低女性生育能力、容易引起肥胖、增加脑卒中的风险、引发性生活障碍、面部容易出现黄褐斑、痘痘

不建议通过长期服用排毒或净肠的药物来缓解便秘。因为这些药物长期服用会引起腹痛，还容易使人产生依赖性。大肠长期被这些药物刺激，会出现色素沉淀，久而久之还可能诱发其他病变。

饮食宜忌

- 多吃蔬菜和水果
- 少吃过于精细的食物，不偏食，多吃粗粮
- 少吃或不吃辛辣刺激性食物
- 多喝酸奶，多吃南瓜，多喝新鲜的果蔬汁等，以促进肠道蠕动
- 多喝水，每天至少保证2000毫升的饮水量，如每天早起喝一杯白开水或蜂蜜水
- 摄入适量植物脂肪，可以选择含植物脂肪的香油、豆油、坚果等

生活注意事项

- 养成定时排便的习惯
- 不要忽视便意
- 避免久坐、久卧、久站，要多运动，促进肠道蠕动
- 经常做体操、气功、太极拳等自我保健运动，也可以多做做缩肛训练
- 每天按摩腹部，可促进消化道的活动，保持大便通畅
- 生活要有规律，保持心情舒畅，同时要多运动，比如做仰卧起坐、跑步、跳绳等

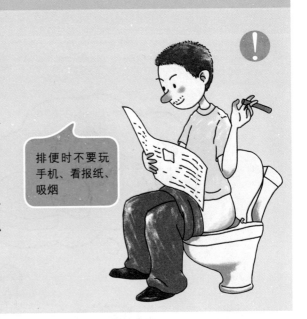

排便时不要玩手机、看报纸、吸烟

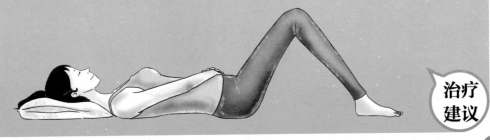

除了及时调整饮食结构，加强运动也是一个有效的办法。运动可以调节肠道肌肉张力，增强肠蠕动能力。便秘的人可以经常做，每次60~100下。还可以按摩腹部，早起和睡前用手掌顺时针按摩腹部50下，每天三次。排便前，按摩鼻翼两侧的迎香穴，也能缓解便秘症状。但是，如果三天都没有正常排便，或出现排便出血等症状，还是要及时去医院治疗。

治疗建议

腹泻

腹泻，俗称拉肚子，指的是排便次数明显超过平日习惯的频率，且粪质稀薄、水分增加，粪便中还常含有未消化的食物或脓血、黏液。一般腹泻可以分为急性腹泻与慢性腹泻两类，前者发病急剧，病程在2~3周内；后者病程超过2个月或成间歇性复发。

症状   **危害**

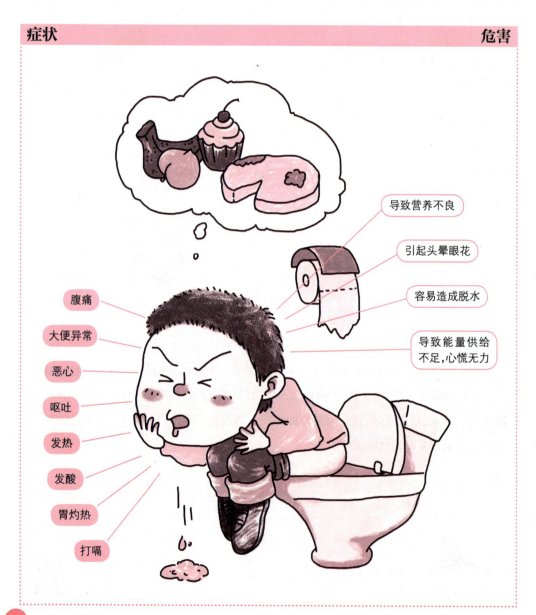

症状：腹痛、大便异常、恶心、呕吐、发热、发酸、胃灼热、打嗝

危害：导致营养不良、引起头晕眼花、容易造成脱水、导致能量供给不足，心慌无力

饮食宜忌

- 多喝水，必要的话可以使用口服补液盐或喝一些加盐的白粥
- 少食多餐
- 多吃一些如蒸蛋、肉泥、面条、香蕉等柔软易消化的食物，适当吃些苹果
- 不要吃西瓜、雪梨等凉性水果，不吃生冷食物，如冰激凌、冷饮，不吃隔夜的食物
- 少吃高蛋白食物，这类食物不仅会加重腹泻，还会影响肠胃的正常消化功能
- 可以用面条、面包来代替主食，并搭配一些青菜，保证饮食清淡、营养又丰富
- 多吃豆腐、豆浆，有清热解毒治腹泻的功效
- 不吃油腻食物，如肥肉、油炸食物

生活注意事项

- 保持良好的生活习惯，饭前便后要洗手
- 别让苍蝇、蟑螂等污染食物

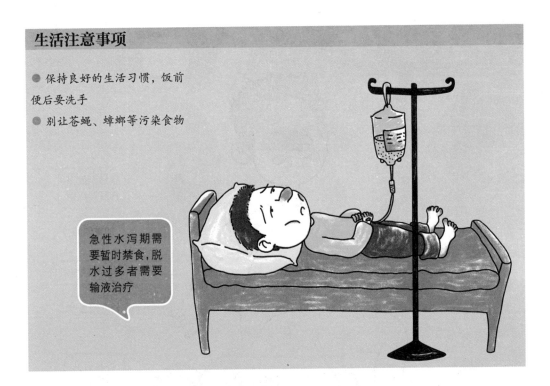

急性水泻期需要暂时禁食，脱水过多者需要输液治疗

出现腹泻后，应该先化验大便，诊断是否由感染引起。如果为非感染导致，那么患者不应该禁食，禁食会降低身体机能，不利于康复；如果是由细菌感染引起的，那么就需要在医生的指导下合理使用抗生素治疗，以控制病情，必要时，需要住院治疗。此外要注意补充水分，可以使用口服补液盐，预防脱水。另外可以使用蒙脱石散止泻，同时保护肠道。如果出现脱水现象，感觉没有眼泪、尿液减少，那么就应该输液补充水电解质。待病情好转后先进食容易消化的流质、半流质食物，之后再逐渐恢复正常饮食。

治疗建议

痔疮

痔疮是因直肠静脉曲张形成的。任何加大直肠静脉压力的因素都可引起痔疮，如便秘、久坐不动、怀孕等。另外，腹压上升、肝病、大量食用刺激性食物，也是引发痔疮的主要原因。一般来说体质虚弱的人更容易患痔疮。

症状   **危害**

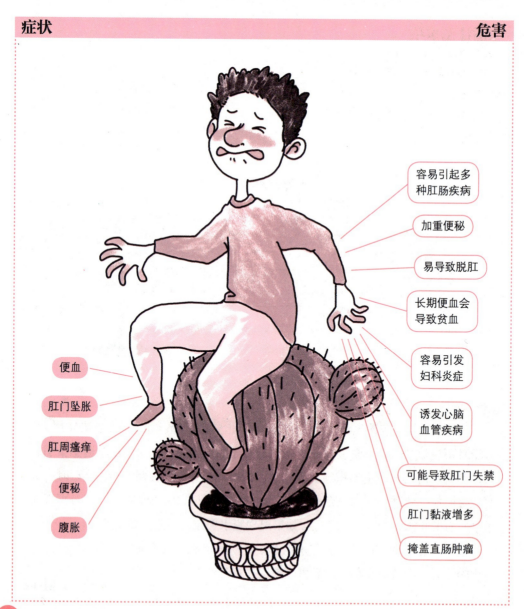

症状：便血、肛门坠胀、肛周瘙痒、便秘、腹胀

危害：容易引起多种肛肠疾病、加重便秘、易导致脱肛、长期便血会导致贫血、容易引发妇科炎症、诱发心脑血管疾病、可能导致肛门失禁、肛门黏液增多、掩盖直肠肿瘤

饮食宜忌

- 禁食辛辣刺激性食物
- 不暴饮暴食
- 戒烟、戒酒
- 可以多吃芹菜、韭菜、冬瓜、丝瓜、菠菜、白菜、黄花菜等蔬菜
- 便血时可以多吃黑木耳、鲜藕等有养血止血功效的食物
- 适当吃些柿子、梨、桑葚、无花果、香蕉、苹果、红枣等水果
- 烹调食物时可以多放些芝麻油、菜籽油等,以增加肠内容物的润滑性
- 不吃不易消化的蚕豆、麻花等坚硬食物

生活注意事项

- 选合适的座椅,以坐上去之后感觉不到肛门周围被压迫到为最好,即使有一点点压迫感也不好
- 保持肛门清洁卫生,每天可以用温水冲洗肛门,也可以用热水坐浴,刺激肛门周围血液循环,并经常做提肛运动,有促进痔疮痊愈的效果

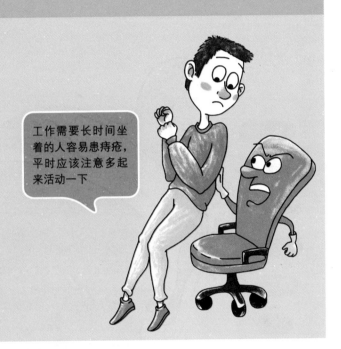

> 工作需要长时间坐着的人容易患痔疮,平时应该注意多起来活动一下

患痔疮后,应该积极治疗,越早治疗效果越好,药物和日常调理就能达到很好的疗效。可在肛门处涂抹治疗痔疮的药膏,同时服用软化大便的药物,预防便秘。也可用热水坐浴或用花洒在肛门及其周围冲淋热水等方法,均有利于促进肛门周围血液循环,使痔疮痊愈。

若伴有发炎症状,应服用消炎药物。但是如果药物疗效不佳,病情较严重,就需要手术治疗。不过手术治疗之后痔疮也可能会复发,要加强预防。

治疗建议

胃炎

胃炎分为急性胃炎和慢性胃炎。慢性胃炎多由急性胃炎迁延而来，急性胃炎则是由食用毒物或者变质食物引起的。有的患者是由饮食习惯不良导致的，如长期大量食用辛辣刺激、过冷、过热的食物，或饮食无规律、不定时，喜欢暴饮暴食等。

症状　　　　　　　　　　　　　　　　　　　　　　　**危害**

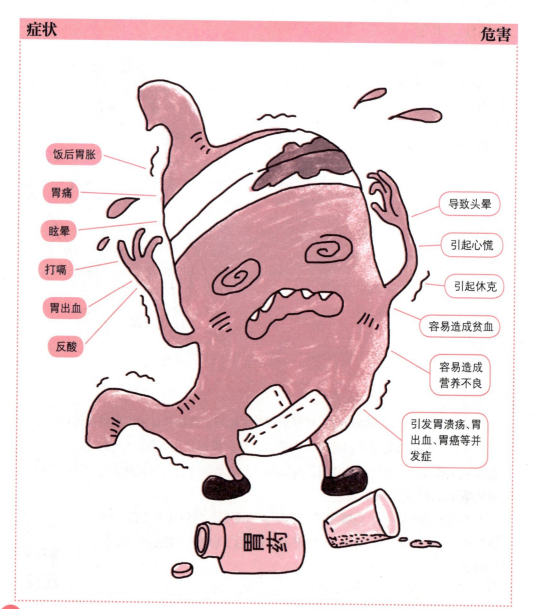

症状：
- 饭后胃胀
- 胃痛
- 眩晕
- 打嗝
- 胃出血
- 反酸

危害：
- 导致头晕
- 引起心慌
- 引起休克
- 容易造成贫血
- 容易造成营养不良
- 引发胃溃疡、胃出血、胃癌等并发症

饮食宜忌

- 一日三餐要定时定量，不要饥一顿饱一顿，更不宜暴饮暴食
- 饮食应保证一定的质量，多吃松软易消化、营养丰富的食物，不吃过热或过凉的食物
- 不酗酒，尽量戒烟忌酒
- 每天喝一杯柠檬水，能缓解胃部胀气
- 饭前饭后不做剧烈运动，少从事体力劳动
- 进食时保持良好的情绪，不在恼怒生气时闷声吃饭
- 注意腹部保暖，不要让腹部受风寒
- 睡前两三小时内尽量不吃东西，以免加重胃的负担
- 多吃艾蒿、海带、芦荟等具有消炎止痛作用的食物，可缓解慢性胃炎引起的胃疼

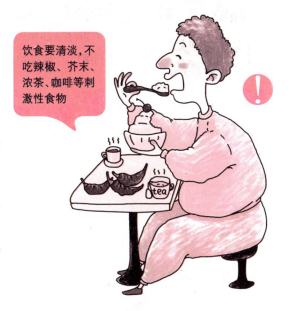

饮食要清淡，不吃辣椒、芥末、浓茶、咖啡等刺激性食物

生活注意事项

- 生活要有规律，不熬夜，不过度加班
- 保证充足的睡眠，增强身体免疫力

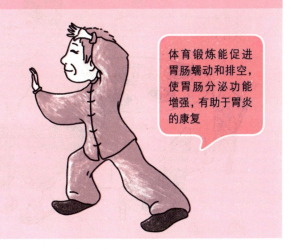

体育锻炼能促进胃肠蠕动和排空，使胃肠分泌功能增强，有助于胃炎的康复

慢性胃炎可逆转，即使比较严重也能好转，但是一定要坚持治疗。慢性胃炎服用药物就可以治疗，但是必须咨询医生，不同程度的胃炎需要用不同的胃药。治疗过程中很重要的一点就是调整饮食习惯，具体方法请参考此页的"饮食宜忌"。

治疗建议

急性肠炎

急性肠炎主要是因为肠胃受到了直接、大量、激烈的刺激引起的,如进食太多不易消化、寒凉、辛辣的食物,或者腹部着凉都可以引起急性肠炎。食用变质了的、带有大量细菌或者被脏物污染了的食物,更容易引起急性肠炎。

症状

- 恶心、呕吐
- 腹胀、腹痛
- 腹泻
- 蛋花样或水样大便
- 黏液脓血便
- 食欲不振
- 胸口疼痛
- 消瘦

危害

- 导致大便出血
- 引起腹痛
- 引发肠穿孔
- 引发肠息肉和结肠癌等并发症
- 导致肠炎的肠毒性扩张

饮食宜忌

- 注意清洁卫生，饭前便后要洗手
- 坚持少食多餐的原则
- 不吃不干净的食物，尽量少到卫生不合格的餐馆用餐
- 饮食多以柔软、营养丰富的食物为主，多吃蔬菜、水果，及时补充维生素
- 不吃辛辣刺激性食物
- 喝用淮山药加大米熬成的粥可以提高肠胃功能，腹泻期间可以常喝

生活注意事项

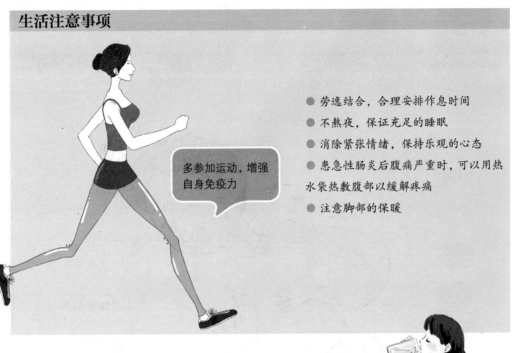

多参加运动，增强自身免疫力

- 劳逸结合，合理安排作息时间
- 不熬夜，保证充足的睡眠
- 消除紧张情绪，保持乐观的心态
- 患急性肠炎后腹痛严重时，可以用热水袋热敷腹部以缓解疼痛
- 注意脚部的保暖

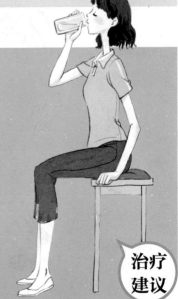

患急性肠炎的时候，只要肠道内毒素排尽了，疾病就可以自然痊愈，所以不需要过多干涉。唯一要做的就是要多喝水，最好是服用口服补液盐，预防脱水。如果腹泻超过2天，还需要尽快去医院检查。

治疗建议

肝炎

肝脏炎症统称为肝炎。通常来说，肝炎指的是因病毒、细菌、寄生虫、化学毒物、药物、酒精等破坏了肝脏细胞，使肝脏功能受损，从而引起身体不适症状，以及肝功能指标异常的情况。日常生活中我们所说的肝炎，大多指的是甲型、乙型等肝炎病毒引起的病毒性肝炎。

症状　　　　　　　　　　　　　　　　　危害

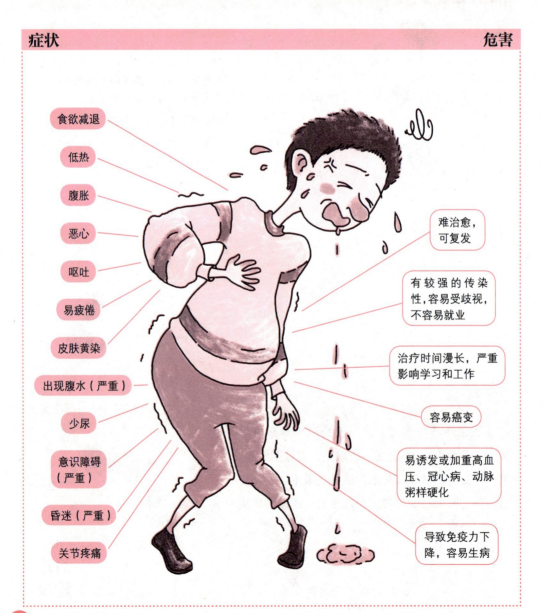

症状：食欲减退、低热、腹胀、恶心、呕吐、易疲倦、皮肤黄染、出现腹水（严重）、少尿、意识障碍（严重）、昏迷（严重）、关节疼痛

危害：难治愈，可复发；有较强的传染性，容易受歧视，不容易就业；治疗时间漫长，严重影响学习和工作；容易癌变；易诱发或加重高血压、冠心病、动脉粥样硬化；导致免疫力下降，容易生病

饮食宜忌

- 补充充足的水分和各种维生素,加速新陈代谢
- 饮食要尽可能清淡,少油少盐,不吃刺激和生冷的食物
- 多吃青菜、豆制品、鸡蛋、淡水鱼
- 三餐应定时定量,每餐不宜吃得过饱,以八分饱为宜,尽量不加餐,不吃消夜
- 戒烟、戒酒
- 不吃牛肉、羊肉等燥热的食物
- 不吃含动物脂肪及含胆固醇高的食物,如动物内脏、鲅鱼、鱼子等
- 少吃罐装或瓶装的饮料、食物和烟熏制品

生活注意事项

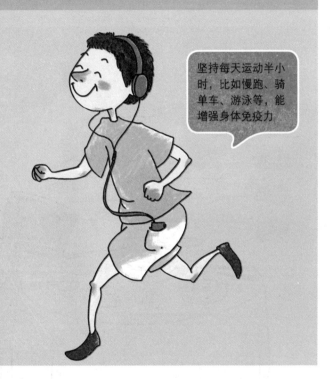

- 早睡早起,保证每天充足的睡眠,睡眠不足容易伤肝
- 不轻易发怒,不生闷气,保持心情开朗
- 定期去医院检查,随时关注身体的最新状况

坚持每天运动半小时,比如慢跑、骑单车、游泳等,能增强身体免疫力

治疗建议

肝炎患者一定要选择清淡营养的饮食,坚持劳逸结合,避免受累,同时要遵医嘱服用药物,切不可擅自滥用药物,以免损伤肝脏。肝炎的治疗是一个长期的过程,需要严格配合医生,同时,也要放松心情,保持良好的心态。心理负担过重,反而会加重病情。建议定期去医院检查,随时关注病情的发展。

消化性溃疡

皮肤或黏膜表面组织的局部创伤日久不愈，形成疮疡，即为溃疡。消化性溃疡主要指胃和十二指肠的慢性溃疡。遗传、环境、情绪、饮食、药物、烟酒，以及幽门螺杆菌感染、肺气肿、肾功能不全等病症都可导致该病。

症状　　　　　　　　　　　　　　　　　　　　　　　危害

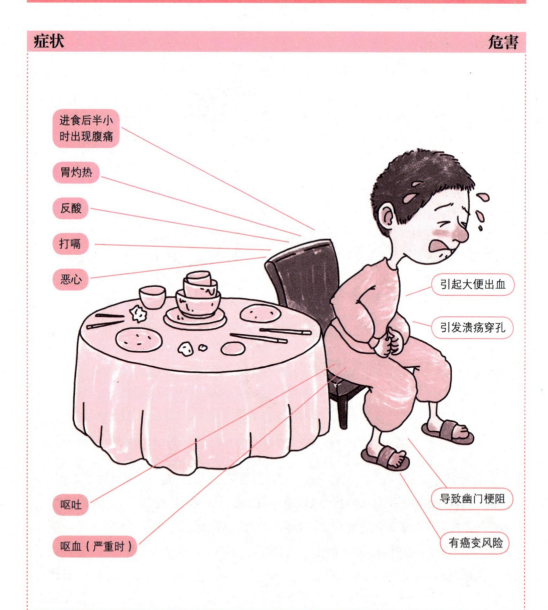

症状：
- 进食后半小时出现腹痛
- 胃灼热
- 反酸
- 打嗝
- 恶心
- 呕吐
- 呕血（严重时）

危害：
- 引起大便出血
- 引发溃疡穿孔
- 导致幽门梗阻
- 有癌变风险

饮食宜忌

- 坚持定时定量进餐,切忌暴饮暴食
- 吃饭要细嚼慢咽,增加唾液分泌,以中和胃酸
- 食物不宜过于细软,太细软可能会导致咀嚼不充分,不利于溃疡愈合
- 少吃粗粮、杂粮、坚果、芹菜等不易咀嚼的食物,以免损伤黏膜
- 多吃富含维生素和锌的食物
- 不食用辣椒、浓茶、咖啡、烟熏制品等刺激性食物

生活注意事项

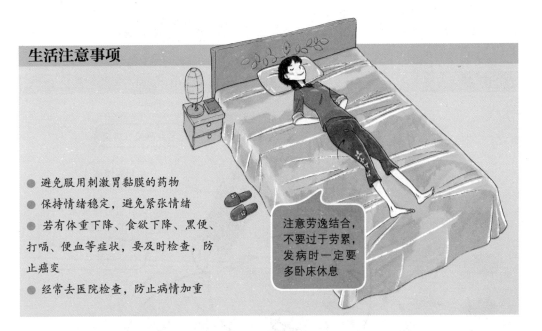

- 避免服用刺激胃黏膜的药物
- 保持情绪稳定,避免紧张情绪
- 若有体重下降、食欲下降、黑便、打嗝、便血等症状,要及时检查,防止癌变
- 经常去医院检查,防止病情加重

注意劳逸结合,不要过于劳累,发病时一定要多卧床休息

治疗首选抑制胃酸分泌的药物,同时配合使用胃黏膜保护剂,如硫糖铝、生胃酮等。如果腹痛症状明显,可在医生建议下使用复方氢氧化铝、胃得乐等抗酸药。幽门螺杆菌感染也会导致消化道溃疡,治疗上医生会根据实际情况使用抗菌剂。若消化道溃疡反复发作,应坚持吃抑制胃酸分泌的药。

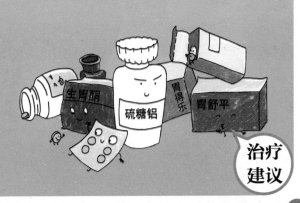

治疗建议

胆石症

胆石症指发生于胆道系统（包括胆囊、胆管和肝内胆管）任何部位的结石性疾病。结石可引起消化障碍、诱发疼痛。胆石症形成的确切原因目前还没有找到，多与胆汁排出不畅、胆固醇增多以及胆汁内细菌繁殖有关，一般活动少、不吃早餐、体质肥胖、餐后喜吃零食的人易患胆石症，肝硬化患者更容易患胆石症。

症状   **危害**

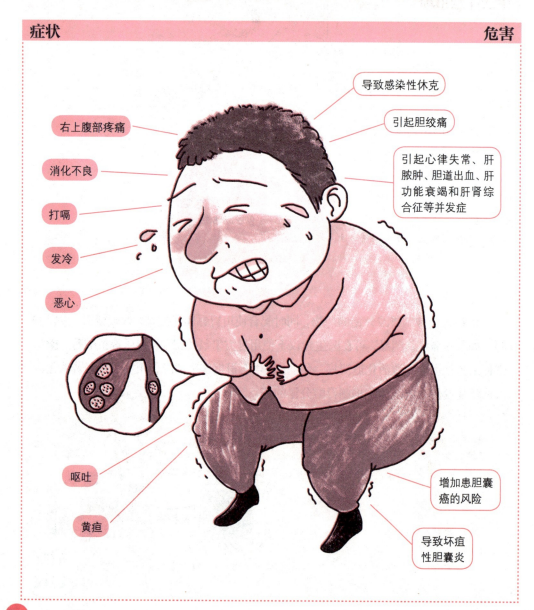

症状：
- 右上腹部疼痛
- 消化不良
- 打嗝
- 发冷
- 恶心
- 呕吐
- 黄疸

危害：
- 导致感染性休克
- 引起胆绞痛
- 引起心律失常、肝脓肿、胆道出血、肝功能衰竭和肝肾综合征等并发症
- 增加患胆囊癌的风险
- 导致坏疽性胆囊炎

饮食宜忌

- 养成良好的饮食习惯，定时定量用餐，坚持每天吃早餐，不暴饮暴食
- 避免食用易胀气食物，如番薯、马铃薯、芹菜、洋葱、萝卜、韭菜等
- 不喝碳酸饮料和酸性果汁
- 多吃富含可溶性纤维的食物，如蔬菜、水果、燕麦、大麦、红豆及绿豆等
- 烹调食物少用油煎、油炸等方式，尽可能采取煮、炖、清蒸的方式
- 尽量选用植物油来烹调食物，忌吃含动物脂肪的食物
- 多吃利胆和防结石的食物，如核桃、黑木耳、山楂、红枣、香菇等

生活注意事项

- 少生闷气，尽量保持良好的情绪
- 控制体重，肥胖人群很容易出现代谢综合征，会影响胆黄素的代谢，然后产生结石
- 注意避免过度操劳和受凉

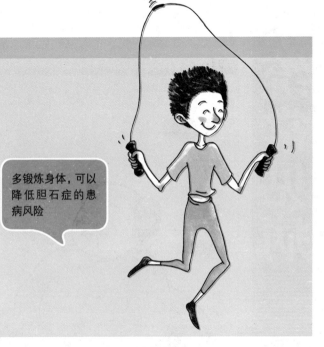

多锻炼身体，可以降低胆石症的患病风险

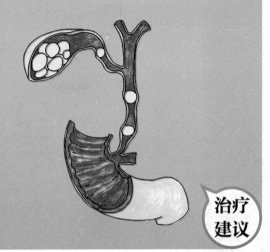

治疗胆石症可采取手术将结石、发炎胆囊清除，效果很好。如果不适合手术，可以服用药物治疗。治疗胆石症的药物副作用较大，一定要遵医嘱服用，并且用足时间，要连续用药6个月以上。如果急性胆石症发作，疼痛严重，可以先冰敷疼痛部位以缓解疼痛，再送医院救治。

治疗建议

内分泌系统常见病

糖尿病

糖尿病与遗传有很大关系,如果父母都患有糖尿病,那么子女有60%的概率也会患糖尿病。另外进食过多、运动量不足、精神压力大等也可导致糖尿病。不仅如此,甲状腺功能亢进、妊娠、腮腺炎、感冒也可引起糖尿病。该病的可怕之处在于会引起很多组织、器官包括眼、肾、心脏、血管等的慢性损害。

症状	危害

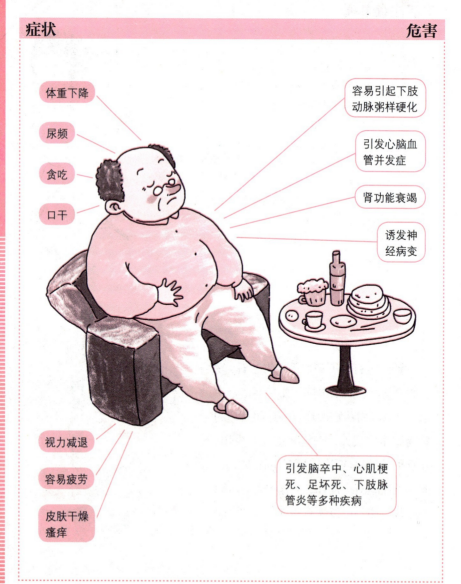

症状：
- 体重下降
- 尿频
- 贪吃
- 口干
- 视力减退
- 容易疲劳
- 皮肤干燥瘙痒

危害：
- 容易引起下肢动脉粥样硬化
- 引发心脑血管并发症
- 肾功能衰竭
- 诱发神经病变
- 引发脑卒中、心肌梗死、足坏死、下肢脉管炎等多种疾病

饮食宜忌

- 糖尿病患者要算出能量一天的合适摄取量，严格遵循医嘱安排饮食
- 少食多餐，将一天的饮食分为4~5餐，饿的时候可以选一些粗粮如绿豆饼干、荞麦挂面等作为加餐
- 饮食以纤维素含量大的食物为主，少吃细粮
- 应控制淀粉类食物的摄入，因为淀粉类食物进入人体后也会转化成糖，升糖指数比较高

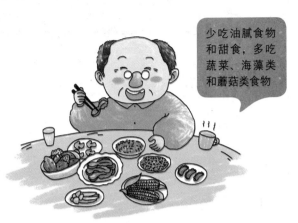

少吃油腻食物和甜食，多吃蔬菜、海藻类和蘑菇类食物

生活注意事项

- 生活要有规律，注意劳逸适度
- 要适当运动、减轻压力，建议每天早、中、晚各散步30分钟
- 遇事不急、不怒，保持情绪稳定。大喜大怒会升高血糖
- 每月至少复诊一次
- 要预防高血压，高血压可加快糖尿病并发症的发生和发展
- 每年做一次全面检查，包括测视力、看眼底、查24小时尿白蛋白和神经系统检查等
- 坚持适合自己的科学治疗方法，不迷信偏方，不道听途说
- 看病时最好固定看一个医生，方便医生了解病情历史

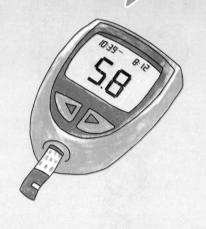

平时应常测尿糖，有条件自测血糖则更好

控制饮食是治疗糖尿病的基础，如果病情较轻，单靠饮食调节就可控制。病情比较严重时就需要使用药物，最简洁有效的方式就是注射胰岛素，但是一定要在医生指导下进行。

治疗建议

低血糖症

低血糖是指血糖浓度低于正常时出现交感神经兴奋增高和脑功能障碍，从而引起饥饿感、心悸、出汗、精神失常等症状的综合征。一般血浆血糖浓度 < 2.8mmol/L，或全血葡萄糖浓度 < 2.5mmol/L，即可诊断为低血糖症。

症状　　　　　　　　　　　　　　　　　　　　危害

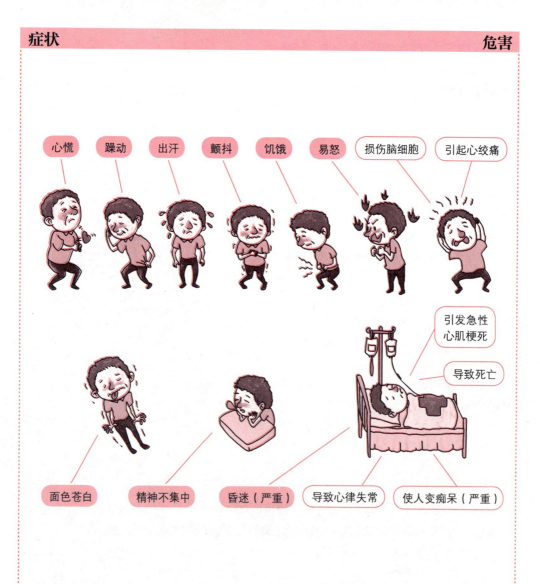

饮食宜忌

- 少食多餐，可将一天的饮食分为 6~8 餐
- 可以在睡前吃少量的小点心或零食
- 严格限制单糖类食物的摄取，少吃精致加工的产品，如方便面、通心粉等
- 多吃富含蛋白质、铁、铜、叶酸、维生素 B_{12}、维生素 C 等具有造血功能的食物，如猪肝、蛋黄、瘦肉、牛奶、鱼虾、贝类、大豆、豆腐、红糖及新鲜蔬菜、水果
- 饮食要均衡，多吃含碳水化合物的食物，如新鲜的蔬菜、糙米、魔芋、瘦肉、鱼等，保证摄入的营养物质全面充足
- 多吃富含膳食纤维的食物，有助于稳定血糖浓度
- 多吃新鲜的水果或果汁，以迅速提升血糖浓度
- 最好不要喝酒和含咖啡因的饮料，喜欢吸烟的患者要努力戒烟

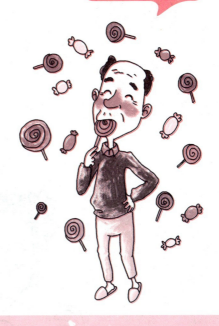

> 随时携带一些巧克力、糖果等，头晕时可以吃一块，以便随时补充糖分

生活注意事项

- 卧床休息，保证足够的睡眠和体力
- 尽量避免激烈的运动，可以做一些舒缓的运动，比如瑜伽、散步、慢走等
- 避免熬夜，养成早睡早起的良好作息
- 不要久坐或久蹲，起身时动作要缓慢
- 如果出现头晕、无法进食等症状，需要立即就医治疗

治疗建议

与体重正常或者偏重的人相比，体重偏轻的人更容易患低血糖症。低血糖与人的体质有较大关系。目前并没有专门治疗低血糖症的药物，治疗以饮食调节为主。平时饮食要规律，坚持少食多餐，适当多吃些高热量食物，如牛奶、鸡蛋、豆腐、奶酪、鱼、松子、核桃、板栗等，以增加体重。

甲状腺功能亢进症（甲亢）

甲状腺通过分泌甲状腺素控制人体诸多功能，包括制造蛋白质、调节能量使用速度、控制身体对其他激素的敏感性等。如果甲状腺功能亢进，甲状腺会合成、释放出过多的甲状腺素，并刺激机体代谢亢进和交感神经兴奋，导致出现一系列异常症状。

症状　　　　　　　　　　　　　　　　　　　　　　　危害

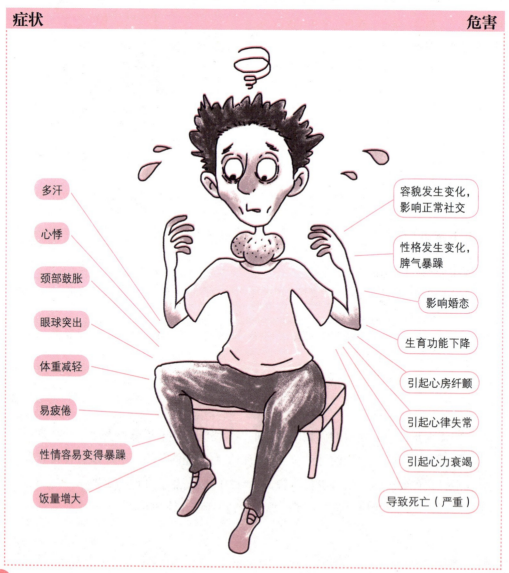

症状：
- 多汗
- 心悸
- 颈部鼓胀
- 眼球突出
- 体重减轻
- 易疲倦
- 性情容易变得暴躁
- 饭量增大

危害：
- 容貌发生变化，影响正常社交
- 性格发生变化，脾气暴躁
- 影响婚恋
- 生育功能下降
- 引起心房纤颤
- 引起心律失常
- 引起心力衰竭
- 导致死亡（严重）

饮食宜忌

- 随时补充水分，预防体内缺水
- 每天在三餐主食外，两餐间增加点心
- 多吃高蛋白食物
- 年轻患者多吃脂肪类食物，以补充体内热量
- 注意补充足够的维生素、钙、磷，多吃水果
- 不吃含糖量高的水果，如荔枝、红枣、榴梿等
- 忌吃辛辣、煎炸食物，如火锅、辣椒、煎饼、炸鸡、薯片等
- 忌吃海产品，尤其是海带、紫菜、海虾、带鱼等
- 忌喝浓茶、咖啡，戒烟、戒酒，这些都容易让人兴奋
- 忌吃含碘的食物和含碘的药物

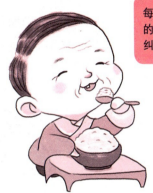

每天应补充足够的碳水化合物，以纠正过度消耗

生活注意事项

- 坚持遵医嘱用药
- 不宜经常熬夜
- 不宜参加长跑、游泳、爬山等剧烈活动
- 病情严重者，宜静养，甚至卧床休息
- 预防各种感染，一旦发现感染征兆，应及早治疗，不建议靠自身免疫力去抵抗疾病

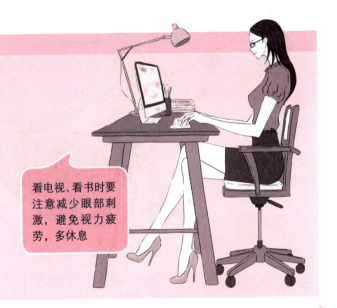

看电视、看书时要注意减少眼部刺激，避免视力疲劳，多休息

服用抗甲状腺药物是治疗甲状腺功能亢进症的常用手段，效果确切、可靠，但是必须在医生指导下长期服用，不能随便停药。一旦停药，甲状腺功能亢进症很容易复发。病情得到控制后，需要经过医生允许才能停药。抗甲状腺药物有副作用，可能导致败血症，对身体很多器官有损害，因此患者应定期做检查，调整用药并及时控制感染，减轻损害。

治疗建议

肥胖症

通常成年男性的脂肪组织重量占体重的 15%~18%，女性占 20%~25%。当人体进食热量多于消耗热量时，多余热量就以脂肪形式储存于人体内，其量超过正常生理需要量，且达一定值时便会演变为肥胖症。无明显病因的称为单纯性肥胖症，有明确病因的称为继发性肥胖症。

症状　　　　　　　　　　　　　　　　　　　危害

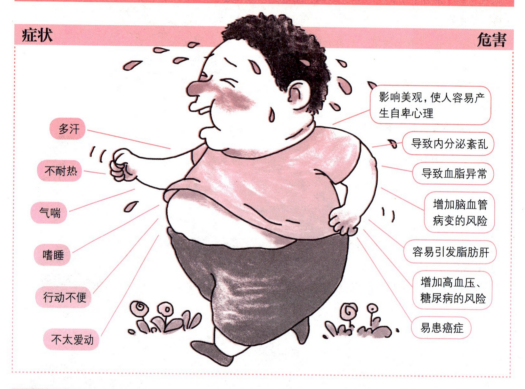

- 多汗
- 不耐热
- 气喘
- 嗜睡
- 行动不便
- 不太爱动

- 影响美观，使人容易产生自卑心理
- 导致内分泌紊乱
- 导致血脂异常
- 增加脑血管病变的风险
- 容易引发脂肪肝
- 增加高血压、糖尿病的风险
- 易患癌症

饮食宜忌

- 限制脂肪的摄入，每天摄入的脂肪量控制在 30~50 克，多吃植物油，少吃或不吃动物油
- 多进食含糖低、含纤维素多的蔬菜，如芹菜、豆芽、小白菜、大白菜、韭菜等
- 忌吃肥肉、动物内脏、糖果、点心、麦乳精，忌喝甜饮料和酒精饮料
- 忌吃会刺激神经系统的食物，以免增加食欲
- 用健康的零食，如纯牛奶、酸奶、新鲜的水果代替不健康的零食
- 减少外出吃饭和吃外卖的次数
- 烹调食物时尽量采用蒸、煮、炖、熬的方法，忌用油炸、油煎
- 每天盐的摄入量应控制在 5 克以下
- 坚持少食多餐，每次饮食不宜过饱，以七分饱为宜
- 放慢进食的速度，学会细嚼慢咽，这样能提高患者对饥饿的忍耐性

生活注意事项

● 尽量给自己创造一些活动的机会，多走路，能步行到达的地方尽量不坐车

● 坚持每天运动半个小时以上，做一些有规律的运动

● 运动量需逐步增加，避免用力过猛

● 选择一种适合自己的运动方式，比如初期可以做慢跑、快走、散步等有氧运动，中期可以增加运动强度，做一些快动作的运动，比如骑车、健美操、游泳等

肥胖症患者的自我检测

体重是反映和衡量一个人健康状况的重要标志之一。体重过高和过低都不利于健康，也不会给人以健美感。当我们需要比较和分析一个人的体重对于不同高度的人所带来的健康影响时，BMI 指数是一个中立而可靠的指标。

BMI 指数（英文为 Body Mass Index，简称 BMI），是用体重公斤数除以身高米数的平方得出的数字，是国际上常用的衡量人体胖瘦程度以及健康程度的一个标准。

BMI 分类	WHO 标准	亚洲标准	中国参考标准	相关疾病发病的危险性
体重过低	<18.5	<18.5	<18.5	低（但其他疾病危险性增加）
正常范围	18.5~24.9	18.5~22.9	18.5~23.9	平均水平
超重	≥25	≥23	≥24	增加
肥胖前期	25.0~29.9	23~24.9	24~27.9	增加
Ⅰ度肥胖	30.0~34.9	25~29.9	28~29.9	中度增加
Ⅱ度肥胖	35.0~39.9	≥30.0	≥30.0	严重增加
Ⅲ度肥胖	≥40.0	≥40.0	≥40.0	非常严重增加

请注意：这个体重指数计算器是用来计算成年人体重指数的，不能用来计算孩子的体重指数。

对于肥胖症患者来说，控制饮食和加强运动是最有效的减肥方法。运动时，肌肉组织对脂肪酸和葡萄糖的利用大大增加，使得多余的糖只能用来供能，而无法转为脂肪被贮存。同时随着能量消耗的增多，贮存的脂肪组织被"动员"起来燃烧供能，体内的脂肪细胞缩小，因此减少了脂肪的形成和蓄积，也就能达到减肥的目的。减肥运动须强调科学性、合理性和个体性，要根据自身特点掌握运动的度。过于肥胖的患者可以在专业医生的指导下进行药物和手术治疗。但是后两者都或多或少地存在一些风险和副作用，在选择时需要注意。

治疗建议

脂肪肝

脂肪肝，是指由各种原因引起的肝细胞内脂肪堆积过多的病变。脂肪肝是一种常见的临床现象，而非一种独立的疾病。其临床表现轻者无症状，重者病情凶猛。一般而言，脂肪肝属可逆性疾病，早期诊断并及时治疗，患者常可恢复正常。

症状   **危害**

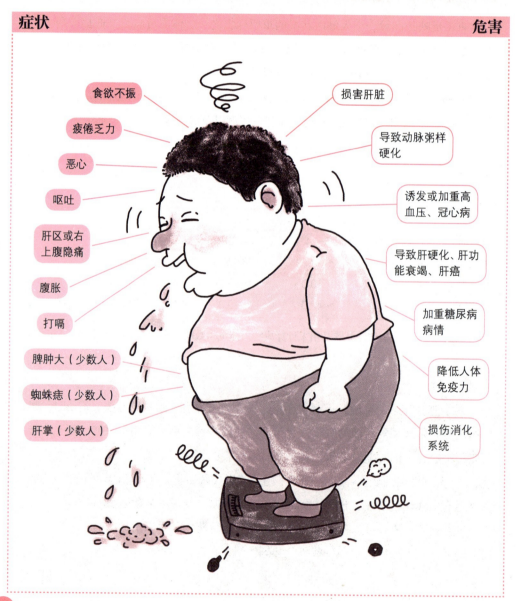

症状：食欲不振、疲倦乏力、恶心、呕吐、肝区或右上腹隐痛、腹胀、打嗝、脾肿大（少数人）、蜘蛛痣（少数人）、肝掌（少数人）

危害：损害肝脏、导致动脉粥样硬化、诱发或加重高血压、冠心病、导致肝硬化、肝功能衰竭、肝癌、加重糖尿病病情、降低人体免疫力、损伤消化系统

饮食宜忌

- 饮食应均衡，坚持少食多餐，两餐之间可以适当多吃些新鲜的蔬菜、水果
- 适当摄入高蛋白、高热量、高维生素的食物
- 尽量减少不饱和脂肪酸的摄入
- 尽量避免吃零食、消夜
- 忌吃腌制的鱼、肉、萝卜、咸菜等，减少盐的摄入，减轻肝脏负担
- 不滥用肝损药物，以免增加肝脏受损风险

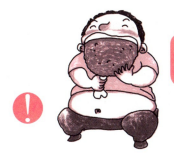

限制高胆固醇食物

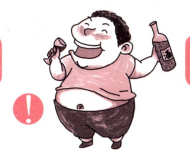

需要戒酒，因为喝酒伤肝

生活注意事项

- 坚持晚饭后散步半小时
- 避免环境中油漆或某些化学物质的刺激
- 每天定时定量做一些有氧运动，比如慢跑、骑自行车、上下楼梯等

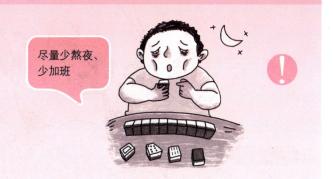

尽量少熬夜、少加班

有轻度脂肪肝的人适合选择以锻炼全身体力和耐力为目标的全身性低强度动态运动，也就是通常所说的有氧运动，如慢跑、中快速步行、骑自行车、上下楼梯、爬坡等。有轻度脂肪肝的人应尽可能地抽出一点时间进行适量的运动，这对轻度脂肪肝的治疗是极有帮助的。高纤维类的食物有助于增加饱腹感及控制血糖和血脂，可以改善因营养过剩引起的轻度脂肪肝的症状。到目前为止，尚无防治脂肪肝的有效药物。保健方面一般常选用保护肝细胞、去脂的药物及抗氧化剂等。

治疗建议

痛风

痛风是嘌呤核苷酸代谢异常引起的高尿酸血症，即尿酸盐或尿酸结晶从超饱和的细胞外液沉积于组织或器官所引起的一组临床综合征。一般发作部位为大拇指关节、踝关节、膝关节等。

症状　　　　　　　　　　　　　　　　　　　　　　　　危害

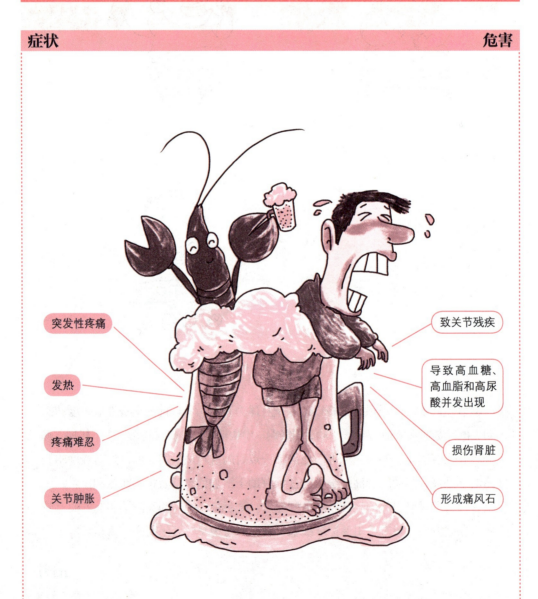

- 突发性疼痛
- 发热
- 疼痛难忍
- 关节肿胀

- 致关节残疾
- 导致高血糖、高血脂和高尿酸并发出现
- 损伤肾脏
- 形成痛风石

饮食宜忌

- 多吃富含碳水化合物的食物，如米饭、馒头、面食等
- 多吃富含钾的食物，如香蕉、西芹、西蓝花等
- 尽量少吃脂肪含量高的食物，如瘦肉、鸡鸭肉等
- 建议每公斤体重每天摄取0.8~1克蛋白质，如牛奶、鸡蛋等
- 少吃盐，每天摄入量应限制在2~5克
- 不暴饮暴食
- 最好不要喝酒
- 不吃辛辣刺激性食物
- 不吃动物内脏、骨髓、海鲜、发酵食物、豆类等含嘌呤较多的食物

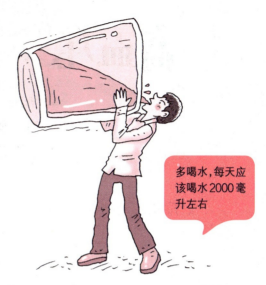

多喝水，每天应该喝水2000毫升左右

生活注意事项

- 养成良好的生活作息规律
- 避免过度劳累和情绪紧张
- 一旦痛风发作，要尽早治疗，切不可拖延

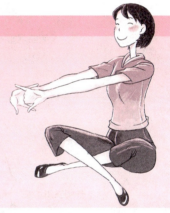

坚持每天运动半小时，以保持正常体重

在痛风突然发作时，可以适量服用降尿酸的药物，同时还要加上预防痛风再发作的药物，若单纯降尿酸，有可能导致疼痛加剧。不要自行购买消炎止痛类药物进行治疗，这样虽可使疼痛很快消失，但是多年以后容易出现不正规使用激素引发的并发症，如股骨头坏死、糖尿病等，或由高尿酸所致的肾结石甚至肾功能不全。一旦出现关节疼痛，不要到小诊所或药店自行购买止痛药服用，也不能盲目相信别人推荐的"速效药"，应当及时到正规医院诊治。

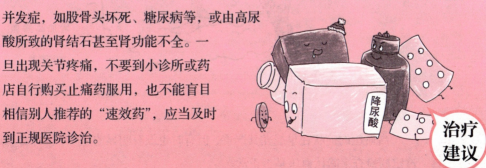

治疗建议

内分泌系统常见病

心脑血管与神经系统常见病

高血压

高血压是指体循环动脉血压（收缩压和舒张压）增高为主要特征（收缩压 ≥ 140mmHg，舒张压 ≥ 90mmHg），可伴有心、脑、肾等器官的功能或器质性损害的临床综合征。遗传、肥胖、运动不足、精神压力过大、盐分摄取过多、使用避孕药等是导致高血压的主要原因，但目前为止，90% 的高血压仍无法明确原因。

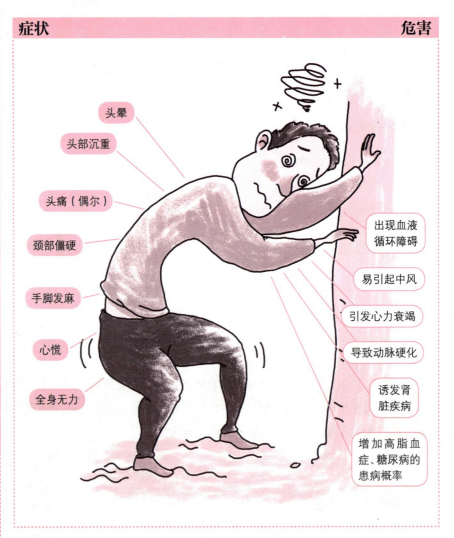

症状
- 头晕
- 头部沉重
- 头痛（偶尔）
- 颈部僵硬
- 手脚发麻
- 心慌
- 全身无力

危害
- 出现血液循环障碍
- 易引起中风
- 引发心力衰竭
- 导致动脉硬化
- 诱发肾脏疾病
- 增加高脂血症、糖尿病的患病概率

高血压的症状在早晨尤其严重，但有时也没有明显的症状，因此必须通过定期检查来确认血压是否正常。

饮食宜忌

- 限盐少糖，每天盐的摄入量不应超过 5 克
- 三餐时间相对固定，以免扰乱生物钟，造成血压波动
- 每餐进食量相对固定，不要吃得过饱，以免加重心脏和血管负担
- 宜细嚼慢咽
- 饮食应粗细搭配，多吃水果、蔬菜，限量摄入蛋白质，不吃动物内脏
- 慎吃辛辣食物，忌辣椒
- 每天需补充水 1500~2000 毫升，多喝绿茶，尽量不喝咖啡、不饮酒

生活注意事项

- 缓慢起床，醒来后先仰卧 3~5 分钟，活动一下肢体再慢慢坐起，再活动一下上肢后下床，避免引起头晕和血压波动
- 用温水洗漱
- 忌排便时太用力
- 每天坚持 3 次户外活动，每次 20 分钟。运动前应先热身，避免剧烈运动
- 外出时随身带药
- 远离嘈杂环境
- 注意劳逸结合，避免从事可导致身心紧张的活动
- 节制性生活，一般每 1~2 周 1 次为宜
- 保证规律的睡眠习惯，23 点前入睡，8 点前起床，每天睡足 7~8 小时。枕头不宜太高，以免夜间头部供氧不足

血压的自我监测

- 测量血压的最佳时间是每天早上洗漱之后或身心处于稳定状态时，最好在每天同一时刻测量
- 服用降压药的患者，需要在服药后 2~3 小时再测量
- 测量血压时，一般以右上肢的血压为准，连测 2~3 次，取其平均值记录

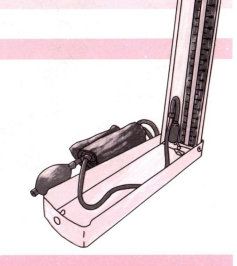

一旦确诊为高血压，应及早在医生指导下用药治疗。医生会为患者做相关检查，以明确高血压对身体其他脏器是否造成损害，并给出系统的治疗方案。注意，在症状有所缓解后，不要擅自停止服药，应定期到医院复诊，在医生指导下坚持长期合理服药，并勤测血压，及时调整剂量。

治疗建议

高脂血症

血脂水平过高就叫高血脂，但在临床上高血脂常被称作高脂血症，可直接引起一些严重危害人体健康的疾病，如动脉粥样硬化、冠心病、胰腺炎等。高脂血症在中老年人当中发病率高。血脂过高的原因主要是进食含脂肪和胆固醇类食物过多。同时高脂血症也与遗传因素有关。

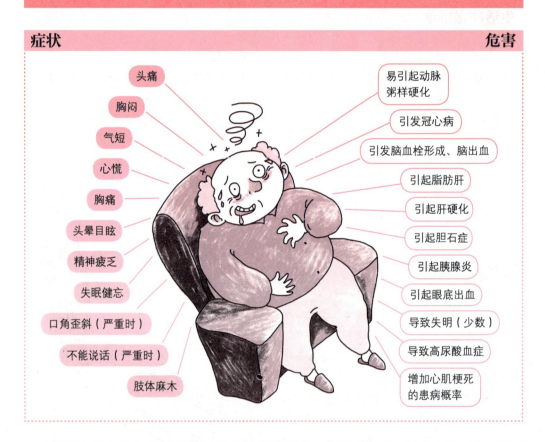

症状：头痛、胸闷、气短、心慌、胸痛、头晕目眩、精神疲乏、失眠健忘、口角歪斜（严重时）、不能说话（严重时）、肢体麻木

危害：易引起动脉粥样硬化、引发冠心病、引发脑血栓形成、脑出血、引起脂肪肝、引起肝硬化、引起胆石症、引起胰腺炎、引起眼底出血、导致失明（少数）、导致高尿酸血症、增加心肌梗死的患病概率

轻度高脂血症患者通常没有任何不舒服的感觉，但没有症状不等于血脂不高，所以定期检查血脂至关重要。

饮食宜忌

- 少吃或不吃含动物脂肪的食物，以及甜食和淀粉类食物
- 多吃新鲜的蔬菜、水果和鱼类
- 限盐少糖，每天盐的摄入量不应超过5克
- 不吃油炸食物，烹饪方式尽量选择蒸、煮
- 常吃奶类、豆类及其制品，建议每天喝250毫升纯牛奶
- 戒烟、戒酒，禁服含有咖啡因的药物

生活注意事项

- 缓慢起床，避免因起床急引起头晕和血压波动
- 坚持每天运动半小时
- 不自行购买药物，如有必要，服用时需谨遵医嘱
- 枕头不宜过高
- 不过度劳累，避免熬夜，养成良好的作息习惯
- 保持良好的情绪，避免让自己过于激动
- 注意劳逸结合，避免从事过重的体力劳动

血脂检测

- 血脂检测以血常规检查为准，常规的血脂检查包括甘油三酯、总胆固醇、低密度脂蛋白胆固醇（LDL－C）和高密度脂蛋白胆固醇（HDL－C）
- 检测前需禁食，且需空腹12小时以上
- 身体状态不佳时不宜检测，如创伤、急性感染、发热、经期、妊娠等都会影响血脂水平
- 检测前三天，饮食要清淡，不吸烟、不喝酒
- 正在服用药物的患者，在检测前需提前告知医生

一张图教你看懂血脂检测报告单

必测项	总胆固醇（TC）、甘油三酯(TG)、低密度脂蛋白胆固醇(LDL-C)、高密度脂蛋白胆固醇（HDL-C）
TC	血液中脂蛋白所含胆固醇的总和称为总胆固醇。TC并非固定数值，会随着年龄的增加而相应升高（70岁以上的老年人的这个数值则会随年龄增加而降低）
TG	甘油三酯是人体内含量最多的一种脂类。用动物肉来作比较的话，甘油三酯好比其中的肥膘部分
LDL-C	大家可以将它看成一种"坏胆固醇"，因为它热衷于把血液中的胆固醇搬运至血管内壁，最后堆积导致动脉粥样硬化，所以从某种意义上讲LDL-C越少越好
HDL-C	它就像个清道夫，可穿透动脉内膜将沉积的胆固醇清除后运送出血管壁，并修复血管内皮破损细胞以恢复血管弹性
正常值范围	TC：成人 2.8~5.17mmol/L（200mg/dL） TG：<1.70mmol/L（150mg/dL） HDL-C：0.9~2.19mmol/L（35~85mg/dL）　　LDL-C：<3.37mmol/L（120mg/dL）

即使检查单据上没有出现箭头，也不代表就没有问题。以LDL-C为例，正常健康人的指标为<3.37mmol/L，但对患有心血管病的患者来说指标会更低，如急性冠脉综合征患者、PCI术后患者，其LDL-C的指标应降至1.8mmol/L。如果之前患有其他疾病，一定要先告知医生。

> **治疗建议**
>
> 目前我国的高脂血症患病率很高，定期检查可有效预防。20岁以上者可5年检查一次血脂，40岁以上者每年都应检查，其他高危人群更需要勤查。一旦确诊为高脂血症，应及早在医生的指导下用药治疗。除药物治疗外，还要配合食疗，积极改善膳食结构，多运动，多锻炼，保持良好心态。

冠心病

冠心病是冠状动脉性心脏病的简称，是一种常见的心脏病，亦称缺血性心脏病。冠心病的发生与冠状动脉粥样硬化狭窄的程度和支数有密切关系，同时患有高血压、糖尿病等疾病，以及过度肥胖、有不良生活习惯等是诱发该病的主要因素。冠心病是全球死亡率最高的疾病之一，根据世界卫生组织2011年的报告，中国的冠心病死亡人数已列世界第二位。

症状　　　　　　　　　　　　　　　　　　　　　　危害

心绞痛型

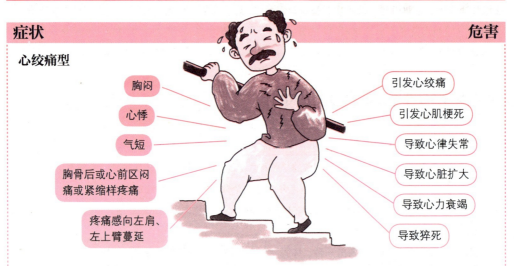

以上症状可出现在人劳累或紧张时、体力劳动或运动时、饱餐或受寒冷等刺激时、夜晚睡眠时以及用力排便或进行性生活时，需要引起重视。

心肌梗死型

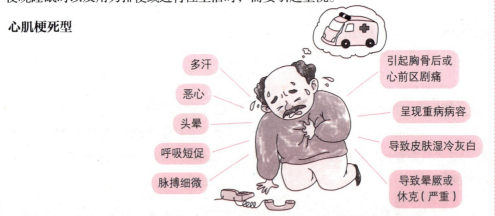

心肌梗死是冠心病的危急症候，通常多有心绞痛发作频繁和加重作为基础，也有无心绞痛史而突发心肌梗死的病例，此种情况最危险，常因没有防备而造成猝死。有心绞痛的患者需格外注意。

饮食宜忌

- 限制脂肪的摄入，脂肪摄入量应限制在总热量的30%以下，且以植物脂肪为主
- 多吃含维生素、无机盐和微量元素的食物
- 饮食宜清淡，坚持低盐少油
- 适当多吃一些保护性食物，如洋葱、大蒜、苜蓿、木耳、海带、香菇等
- 不吸烟、不喝酒、不喝咖啡
- 禁食高脂肪、高胆固醇的食物，比如肥肉、鸡蛋等
- 少吃或不吃甜食
- 多吃新鲜的蔬菜，适量摄入水果，以平衡膳食、预防便秘

生活注意事项

- 戒烟、戒酒，养成早睡早起的良好作息
- 避免疲劳、紧张、情绪激动，不参加过于消耗体力的旅游活动
- 适当节制性生活
- 每天用温水擦拭身体
- 积极应对精神压力，寻求各种途径来调解生活上的压力
- 每餐不宜吃得过饱，以七八分饱为宜
- 寒冷季节要注意御寒保暖，减少户外活动
- 适当运动，如可打太极，以锻炼身体
- 定时检查身体并遵照医嘱合理用药

冠心病的检测

- 在检查前不能暴饮暴食，不要喝冷饮，不要吸烟，需要平静休息20分钟左右
- 检查时要平躺，全身肌肉放松，保持呼吸平稳，保持安静
- 不要和医生说话，也不要随意移动体位
- 如正在服用洋地黄、钾盐、钙类及抗心律不齐的药物，应告诉医生

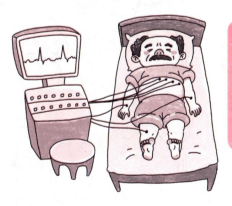

有必要的话，可以去医院做一个心电图检查。心电图检查用于判断有无心肌缺血、心律失常现象，是诊断冠心病的常用方法之一

被确诊为冠心病后，一定要在医生的指导下合理服药。经常发病的患者切记要随身携带药，当心绞痛发作时，不要发慌，可以就地而坐，迅速拿出急救药盒。服用药物有所好转后，也不要急着马上起来，要多休息一会，等身体状态稍好一些之后再慢慢起来，稍做运动。要谨遵医嘱按时用药，还要定期去医院复查。

治疗建议

动脉硬化

动脉硬化是动脉的一种非炎症性病变，可使动脉管壁增厚、变硬、失去弹性，管腔变窄。动脉硬化是随着年龄增长而出现的血管疾病，其规律通常是青少年时期发生，至中老年时期加重、发病。引起动脉硬化的病因中最重要的是高血压、高脂血症、吸烟。其他如肥胖、糖尿病、运动不足、精神紧张、高龄、家族病史、脾气暴躁等都会引起动脉硬化。

症状   **危害**

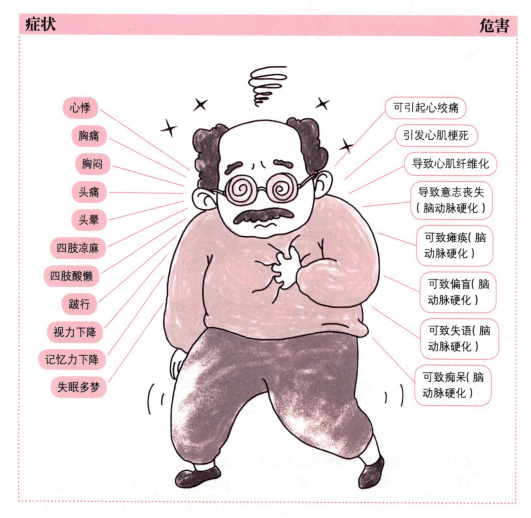

症状：心悸、胸痛、胸闷、头痛、头晕、四肢凉麻、四肢酸懒、跛行、视力下降、记忆力下降、失眠多梦

危害：可引起心绞痛、引发心肌梗死、导致心肌纤维化、导致意志丧失（脑动脉硬化）、可致瘫痪（脑动脉硬化）、可致偏盲（脑动脉硬化）、可致失语（脑动脉硬化）、可致痴呆（脑动脉硬化）

动脉硬化的表现主要决定于血管病变及受累器官的缺血程度，大多数早期动脉硬化患者几乎无任何临床症状。当出现上述症状时，动脉硬化已经发展到中期了，需要尽快去医院诊断治疗。

饮食宜忌

- 适当控制总热量的摄入，通过调整饮食，将体重控制在正常范围内
- 少食多餐，一次不要进食太多，以七分饱为宜
- 含糖量较高的糖果、糕点尽量少吃
- 少吃高胆固醇和含动物油脂的食物
- 少吃主食，多吃菜和粗粮，多吃富含维生素C（如新鲜蔬菜、水果）和植物蛋白（如豆类及其制品）的食物
- 多吃富含钾、碘、铬的食物，如蘑菇、菠菜、紫菜、莲子、苋菜、海带、海鱼、鸡肉、贝类等
- 不吸烟，不饮烈性酒
- 多喝绿茶

生活注意事项

- 生活要有规律，保持乐观、愉快的心情
- 注意劳逸结合，保证充足睡眠
- 适当合理的运动有利于预防动脉硬化，比如散步、打太极、骑车等
- 长期高血压、高血脂也会导致血管出现病变，因此要预防高血压、高脂血症等疾病
- 家族中有人患动脉硬化时，则需要慎重预防，定期检查
- 40岁及以上人群坚持每年至少体检一次

动脉硬化的检测

- 40岁及以上的人，如有主动脉增宽扭曲且能排除其他疾病，就有主动脉粥样硬化的可能
- 如突然出现眩晕或步态不稳而无颅内压增高征象，则应疑为基底动脉粥样硬化所引起的脑供血不足
- 活动后胸骨后和心前区有短暂的闷痛或压迫感，则应疑为冠状动脉粥样硬化引起的心肌供血不足
- 夜尿增多常为肾动脉粥样硬化的早期症状之一

此外，患者常伴有动脉粥样硬化的易患因素，如高血压、高胆固醇血症、低HDL血症、糖尿病以及吸烟等。选择性地做心电图，放射性核素心、脑、肾等脏器扫描，多普勒超声检查，以及选择性血管造影等，有助于明确诊断。

> 一旦确诊为动脉硬化，就要在医生的指导下服用扩张血管的药物，目的是降低血液的脂质浓度、扩张血管、改善血液循环、活化脑细胞等。在合理膳食、适量运动的基础上，血脂仍高于正常时，可以在医生指导下服用调脂药。抗血小板黏附和聚集的药物可防止血栓形成，防止血管阻塞性疾病的发生和发展，也可以在医生的指导下科学服用。对因动脉内血栓导致管腔狭窄或阻塞的患者，可在医生指导下服用溶解血栓药、抗凝药，如尿激酶、重组组织型纤溶酶原激活剂、肝素等。

治疗建议

心肌梗死

心肌梗死多发生在冠状动脉粥样硬化的基础上,当冠状动脉粥样斑块破裂,形成血栓,阻塞冠状动脉腔时,心脏便得不到血液供应,心肌梗死就会发生。过劳、激动、便秘、暴饮暴食、寒冷刺激、吸烟、大量饮酒等都可诱发动脉粥样斑块破裂。心肌梗死是严重疾病,救治不及时可致死亡。

症状   **危害**

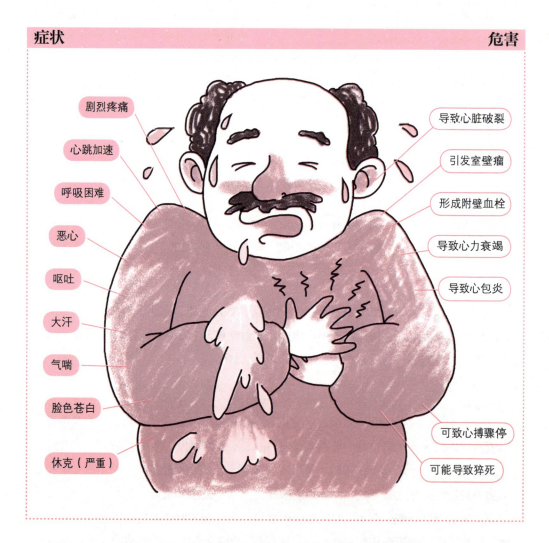

- 剧烈疼痛
- 心跳加速
- 呼吸困难
- 恶心
- 呕吐
- 大汗
- 气喘
- 脸色苍白
- 休克(严重)

- 导致心脏破裂
- 引发室壁瘤
- 形成附壁血栓
- 导致心力衰竭
- 导致心包炎
- 可致心搏骤停
- 可能导致猝死

心肌梗死前患者一般都有早期征兆,如剧烈胸痛的同时伴有出冷汗、烦躁不安、恐惧、面色苍白等,此时应提高警惕,密切观察。必要时需要去医院进一步诊断。

饮食宜忌

- 忌吃猪油、牛油等高脂肪食物
- 忌吃辣椒、花椒、芥末等辛辣食物
- 忌吃巧克力、糖类等高热量食物
- 忌吃动物内脏、蛋黄、虾米等高胆固醇食物
- 忌饮酒，酒中的乙醇等成分进入血液，可使心跳加快、血压升高，会加重病情
- 饮食宜清淡，注意控制盐的摄入
- 宜食用白菜、白醋、花生、苹果、梨、牛奶、酸奶、葡萄等富含维生素、蛋白质的食物
- 应少食多餐，以流质食物为主，并避免食用过冷、过热的食物

生活注意事项

- 过度劳累、精神过度激动都可引发心肌梗死，患有心绞痛或者冠心病的患者要注意休息并且控制好自己的情绪。
- 不要在饱餐或饥饿状态下洗澡，洗澡时间不能太长，水温不能太冷或太热，建议跟体温相当
- 不搬抬过重的物品，这样容易诱发心肌梗死，搬抬物品时要弯腰屏气
- 在病情稳定后进行运动时，一定要循序渐进，切不可性急。锻炼的原则是动而不累

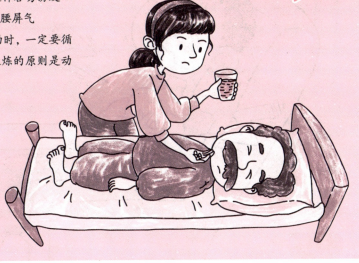

如果出现心肌梗死的先兆，千万不要惊慌，患者应立刻卧床，保持安静，避免精神过度紧张，舌下含服硝酸甘油，或立即请医生上门，就地诊治

治疗建议

如果感觉胸口剧烈疼痛，应该马上就医，特别是冠心病、心绞痛患者，应该有这样的意识。医生会给予综合治疗、吸氧、溶栓、介入等，努力减小梗死面积，并尽早使冠状动脉再通；同时也会用药物缓解疼痛、升高血压等。只要治疗及时，两三周后患者就能基本恢复自理生活。

心律失常

心律失常，又叫心律不齐，指的是心脏自律性异常或传导障碍引起的心动过速、心动过缓或心跳不规律等异常表现。心率在160~220次/分，常被称为阵发性心动过速。心律低于60次/分（一般在40次/分以上），被称为窦性心动过缓。心率低于40次/分，应考虑有房室传导阻滞。心率超过160次/分，或低于40次/分，大多见于心脏病患者，同时常伴有心悸、胸闷、心前区不适等症状。

症状   **危害**

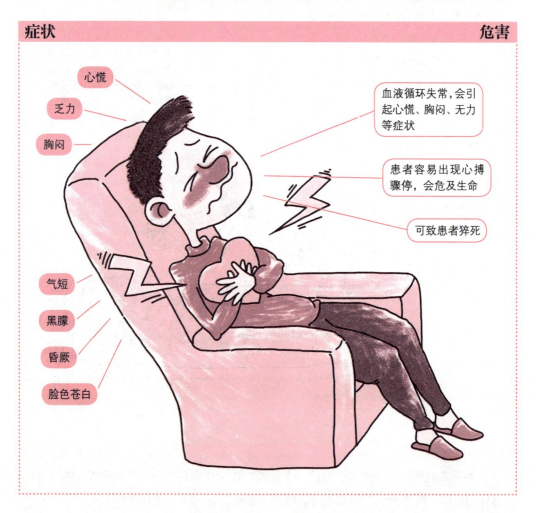

- 心慌
- 乏力
- 胸闷
- 气短
- 黑矇
- 昏厥
- 脸色苍白

- 血液循环失常，会引起心慌、胸闷、无力等症状
- 患者容易出现心搏骤停，会危及生命
- 可致患者猝死

出现恶性心律失常时，必须先开放气道，解开衣领让患者头向后倾，并拳击患者心前区2~3次，观察心跳是否恢复，若未恢复可进行胸外心脏按压，同时进行人工呼吸。

饮食宜忌

- 多食用富含维生素及钙、磷的食物
- 多吃含纤维丰富的蔬菜水果,如香蕉、甘薯、芹菜等,防止大便干燥
- 限制热量供给。一般按照每天每公斤体重25~35卡路里供给,身体肥胖者可按下限供给
- 限制蛋白质供给,一般按照每天每公斤体重1~1.5克供给,出现心衰及高血压时,蛋白质的供给量应控制在每天每公斤体重1克以内
- 不吃或少吃高脂肪、高胆醇食物,如动物内脏、动物油、鸡肉、蛋黄、螃蟹、鱼子等
- 禁用刺激心脏及血管的东西,如烟、酒、浓茶、咖啡及辛辣调味品
- 慎吃会导致胀气的食物,如生萝卜、韭菜、洋葱等,以免因胃肠胀气影响心脏活动
- 限制盐及水的摄入

生活注意事项

- 注意休息,轻者可做适当运动,严重者需绝对卧床静养,室内光线一般不宜过强
- 保持环境安静,禁止喧哗,以免加重病情
- 避免喜怒忧思等精神刺激,患者应尽量保持开朗乐观的心态
- 尽量穿宽松的衣服,出现呼吸困难时,应将颈部纽扣松开

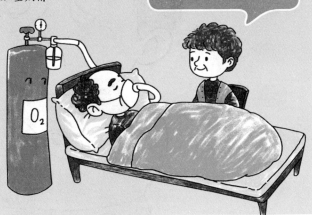

如果出现呼吸困难、唇色发绀、出汗、肢冷等情况,有条件的可以先给患者吸氧,然后赶紧送往医院治疗

治疗建议

任何心脏疾病都可有心律失常的表现,正常者有时也会有心律失常的情况。许多外因的刺激也可诱发心律失常,如疲劳、情绪激动、吸烟、酗酒、喝浓茶和咖啡等。因此,首先应对心律失常发生的基础进行分析,弄清楚心律失常是在某种心脏疾病的基础上发生的,还是由外因造成的,即区别这种心律失常是功能性的还是器质性的。功能性的心律失常预后良好,对健康无影响,无须药物治疗。器质性的心律失常绝大多数也是良性的,即不会造成心搏骤停、猝死。只有少数器质性心律失常是恶性的,必须特殊治疗。

脑卒中

脑卒中，又叫中风，是因大脑血液循环出现问题导致的，大脑血管出现栓塞或血液循环不顺畅造成大脑缺血时便会导致脑卒中。也可能是由大脑血管爆裂，脑内血液聚集引发的。另外，高胆固醇、高龄、糖尿病、心脏病等都可能引起脑卒中，高血压是主要致病原因。

症状　　　　　　　　　　　　　　　　　　　　危害

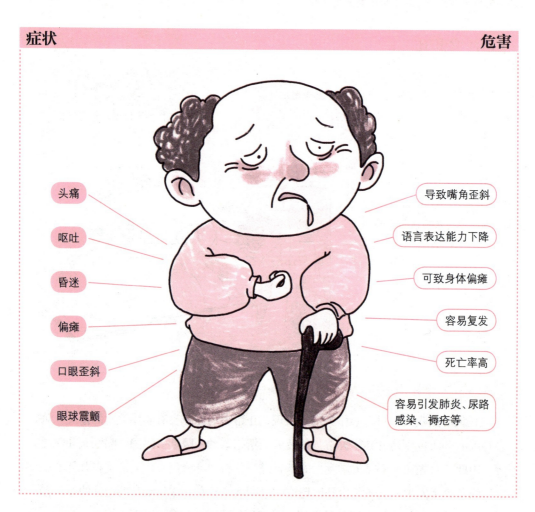

- 头痛
- 呕吐
- 昏迷
- 偏瘫
- 口眼歪斜
- 眼球震颤

- 导致嘴角歪斜
- 语言表达能力下降
- 可致身体偏瘫
- 容易复发
- 死亡率高
- 容易引发肺炎、尿路感染、褥疮等

预防脑卒中，应该留意小卒中。小卒中发作时，患者会出现一侧手和胳膊麻木、行动不便，还可能出现语言不利、口齿不清的症状，但24小时后症状会自行缓解。小卒中发生后患者很容易发生脑卒中，因此在小卒中前就应该认真检查、积极治疗，以有效预防脑卒中。

饮食宜忌

- 戒烟、戒酒，饮食要清淡．
- 不吃猪油、牛油、奶油等含动物脂肪和胆固醇高的食物，每天最多吃一个鸡蛋
- 多吃新鲜的蔬菜和水果，补充维生素、钾和钙等
- 每餐的饮食需控制量，以八分饱为宜
- 少吃甜食，尽量将体重控制在正常范围内
- 每餐宜搭配一些粗粮，如红薯、玉米、绿豆、红豆等
- 每天盐的摄入量最好不超过5克
- 尽量少吃或不吃烟熏食物
- 多喝水，晨起空腹喝一杯白开水，平时也要多补充水分，以满足生理需求

生活注意事项

- 不熬夜，每天保证充足的睡眠，一般建议成年人每天睡够8小时
- 脑卒中患者需要足够的休息，以解除身心的疲劳
- 每天适当运动，比如练气功、打太极、做保健操等，脑卒中患者应每天坚持散步15分钟左右，每天2~3次即可。运动时速度应缓慢，以微微出汗，心率保持在每分钟110~120次为度
- 尽量让自己保持乐观愉快的心情，避免情绪出现较大的波动
- 冬天要注意防寒保暖，夏季要避免中暑，因为温差变化大，会引起血压波动，容易导致脑卒中
- 及时治疗可能引起脑卒中的疾病，如糖尿病、冠心病、高脂血症、肥胖症等，从而预防脑卒中的发生

一旦发生脑卒中，应该尽快送患者就医。在送医之前要采取正确的急救措施：患者应该平卧，垫高肩部，使下巴抬高，同时打开领带、腰带，保证呼吸顺畅。头应偏向一侧，预防呕吐后发生误吸。如果有义齿，要把义齿取下。在脑卒中发生后千万不要摇晃患者或者拍打其脸部，以免加重出血症状。送医后，一般需要手术治疗。

脑血栓形成

脑血栓形成是指脑动脉管壁发生病损，形成血栓，使官腔变狭或闭塞，甚至引起局部脑组织坏死的一种急性缺血性脑血管疾病。

症状　　　　　　　　　　　　　　　　危害

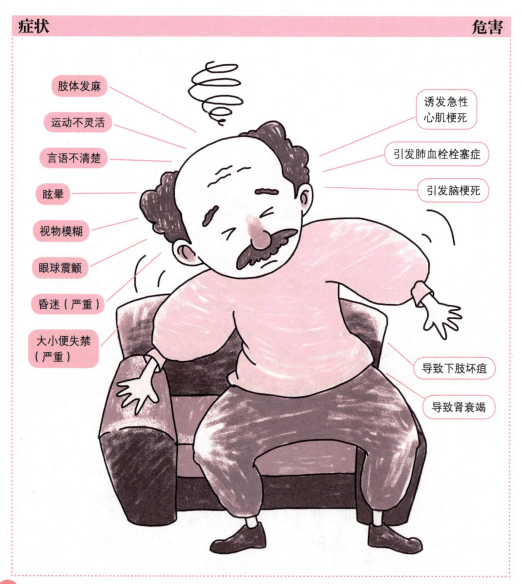

- 肢体发麻
- 运动不灵活
- 言语不清楚
- 眩晕
- 视物模糊
- 眼球震颤
- 昏迷（严重）
- 大小便失禁（严重）

- 诱发急性心肌梗死
- 引发肺血栓栓塞症
- 引发脑梗死
- 导致下肢坏疽
- 导致肾衰竭

饮食宜忌

- 忌吃高脂肪、高热量的食物，如肥肉、动物内脏、油炸食物等
- 忌吃肥甘甜腻、过咸刺激、容易生痰上火的食物，如辣椒、羊肉、浓茶、咖啡等
- 不宜吃过多精制糖和含糖类的甜食
- 多吃富含维生素C的食物，如水果、蔬菜等
- 戒烟、戒酒
- 烹饪食物时不宜采用油炸、煎炒、烧烤等方式，尽量使用蒸、煮的烹饪方式
- 盐的摄入量要减少，每天保持在3克最为合适
- 经常饮水，特别是在清晨和晚间，清晨饮水可冲淡胃肠道，晚间饮水可稀释血液，防止血栓形成
- 饭后可饮5~10毫升醋，有软化血管的作用

生活注意事项

- 饭后不宜立即睡觉，应休息半个小时再睡觉
- 生活作息要有规律，无规律的生活易使代谢紊乱而形成血栓
- 用脑要适度。60岁以下的患者用脑1小时需休息10分钟，60岁以上患者用脑半小时需休息10分钟，以免过于疲劳诱发脑卒中
- 起床时需缓慢，如厕时动作也应缓慢，以免引起脑部缺血
- 随时关注天气变化，及时增减衣服和避暑，过冷、过热的天气皆可使血液表现黏度增加，诱发脑卒中
- 通过适量运动消耗体内过多的脂肪，控制体重，降低血脂

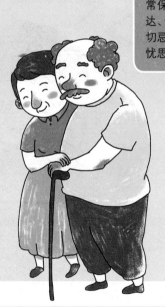

情绪要稳定，经常保持乐观、豁达、愉快的心情，切忌狂喜、暴怒、忧思、悲痛

治疗建议

脑血栓形成主要分为急性期和恢复期，治疗方式有所不同。在急性期，以尽早改善脑缺血区的血液循环、促进神经功能恢复为原则。需要配合医生的专业治疗，同时还需要调整饮食结构。恢复期需要继续加强瘫痪肢体功能锻炼和言语功能训练。除药物外，可配合使用理疗、体疗和针灸等。此外，可在医生指导下长期服用抗血小板聚集药，如阿司匹林等，有助于防止脑血栓形成的复发。

偏头痛

偏头痛是一种常见的有家族发病倾向的慢性神经血管性疾病，临床表现为反复发作的搏动性头痛、自主神经功能障碍以及其他神经系统症状的不同组合。偏头痛发作时常伴有恶心、呕吐及畏光，经过一段间歇期后可再次发作，患者在安静环境下休息或睡眠后，偏头痛可以得到缓解。

症状　　　　　　　　　　　　　　　　　　　　危害

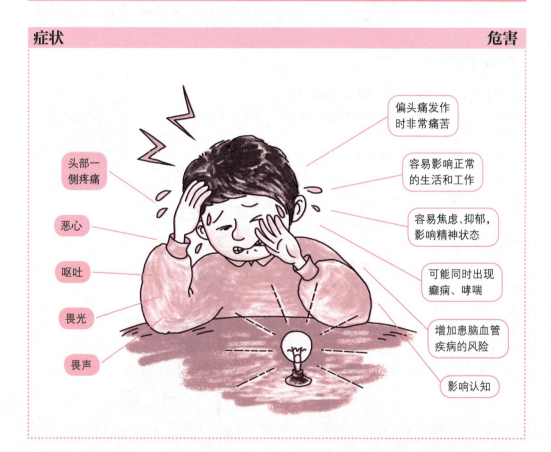

症状：
- 头部一侧疼痛
- 恶心
- 呕吐
- 畏光
- 畏声

危害：
- 偏头痛发作时非常痛苦
- 容易影响正常的生活和工作
- 容易焦虑、抑郁，影响精神状态
- 可能同时出现癫痫、哮喘
- 增加患脑血管疾病的风险
- 影响认知

饮食宜忌

- 饮食宜清淡，多吃新鲜的蔬菜和水果
- 多喝水，以保持机体运转正常
- 多吃富含营养的食物，如母鸡、猪肉、猪肝、蛋类以及桂圆、莲子等
- 适当喝一些绿豆汤、赤小豆汤等
- 忌吃公鸡、螃蟹、虾等发物
- 戒烟戒酒，少吃或不吃咖啡、巧克力等可导致头痛的食物
- 每周至少吃3次鱼并服食一些鱼油补给品，能有效减少偏头痛发作的次数

生活注意事项

- 少吃止痛药，过量使用药物会导致"止痛反弹"式头痛
- 注意避风寒，不要暴晒淋雨，以免诱发疾病
- 工作要有计划性和条理性，注意劳逸结合
- 注意室内通风
- 多运动，运动可帮助排解压力
- 睡眠要有规律，宜采取平躺的睡姿
- 不喷味道浓郁的香水，香水会诱发偏头痛

当头痛发作时可热敷或冷敷额头，并按摩太阳穴以缓解头痛，或者找一个安静的房间小睡一会。也可以在头上绑一绷带，可减少流向头皮的血液，从而减轻偏头痛

偏头痛患者的自我检测

想要知道自己是不是患上了偏头痛，试着回答以下的 3 个问题。

问题	是	否
3 个月内是否有 1 天因头痛而需要休息	☐	☐
头痛时有恶心或呕吐症状吗	☐	☐
头痛时觉得光线特别刺眼吗	☐	☐

在上述 3 个问题中，如果 2 个甚至 3 个的回答都为"是"，则很可能就是患上了偏头痛。而如果只有 1 个的为"是"，或者 3 个的都为"否"，那么偏头痛的可能性不是很大。

如果最近刚刚头痛发作，又怀疑是偏头痛，那么应该尽早去医院检查。如果检查后确定是偏头痛，就要进行急性期的处理，平时也要注意预防发作。如果已经确诊偏头痛较长时间了，偶尔发作不用特别担心，平时多找找诱因，总结规律，尽量减少发作次数就可以。比如发现自己喝酒后就会头痛，就避免喝酒；如果吵架、情绪紧张后就会头痛，就尽量调整心态，避免情绪紧张。得了偏头痛，要尽早去医院诊治。不要擅自吃止痛药，止痛药是一把双刃剑，虽然可以止痛，但频繁、过量使用，也会导致药物过度使用性头痛。

治疗建议

三叉神经痛

三叉神经痛是最常见的脑神经疾病之一,是三叉神经分布区内反复发作的阵发性剧烈疼痛。中年后患有动脉硬化的人,更容易发生三叉神经痛。50~60岁的女性最容易患三叉神经痛,并以右侧脸部疼痛居多。

症状　　　　　　　　　　　　　　　　　危害

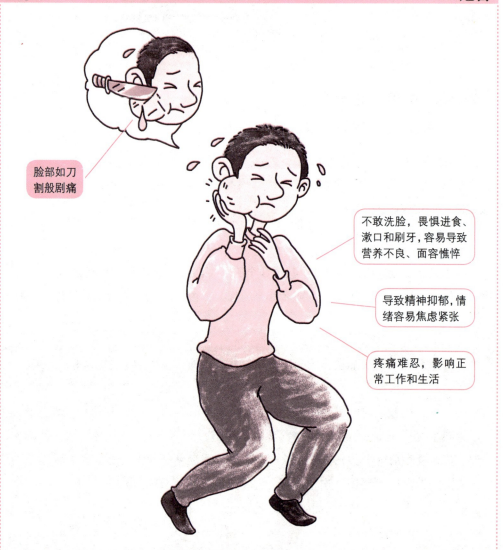

- 脸部如刀割般剧痛
- 不敢洗脸,畏惧进食、漱口和刷牙,容易导致营养不良、面容憔悴
- 导致精神抑郁,情绪容易焦虑紧张
- 疼痛难忍,影响正常工作和生活

饮食宜忌

- 应以流食为主，坚持少食多餐
- 冲泡一些高蛋白高糖分的液体食物，如牛奶冲藕粉、牛奶冲蛋花等，增加饱腹感
- 适当补充钙及B族维生素
- 多吃新鲜的蔬菜水果和豆制品，多吃富含维生素及有清火解毒功效的食物
- 少吃肥肉，多吃瘦肉
- 忌吃坚果类食物，如核桃、瓜子、花生、栗子等，减轻咀嚼压力
- 少吃或不吃辛辣食物，如辣椒、大蒜、葱、芥末等
- 不吃生冷的食物，如冰激凌、冰镇饮料、冰镇西瓜等
- 不要饮酒和吸烟，饮酒和吸烟会导致血管扩张，进而压迫三叉神经

生活注意事项

- 不用过冷、过热的水洗脸
- 适当参加体育运动，以增强体质
- 因鼻炎、鼻窦炎、牙齿及口腔病变等继发三叉神经痛的患者，要及早治愈原发疾病，这样才能预防三叉神经痛的发作
- 洗脸、刷牙、吃饭时，动作要轻柔，尽量避免诱发疼痛
- 多注意休息，良好的睡眠有助于保持愉悦的心情
- 保持良好的心态，不要加班熬夜，多听一些轻柔的音乐

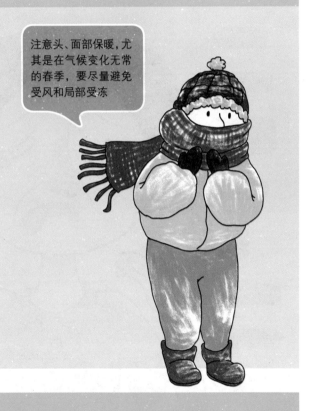

注意头、面部保暖，尤其是在气候变化无常的春季，要尽量避免受风和局部受冻

治疗建议

该病一般采用药物治疗，但会有副作用，因此必须在医生指导下正确服药。如果药物治疗无效，医生会建议进行微血管减压术等手术疗法。另外，应注意除疼痛外，有没有其他感觉上的异常，如有，则可能是由其他疾病引起的二次症状，应去医院接受彻底的检查。

面瘫

面瘫，即面部神经瘫痪，俗称"歪嘴巴""吊线风"，是由各种原因导致的面部神经受损而引起的病症，多发生于单侧面部。它是一种常见病、多发病，不受年龄限制。一般症状是口眼歪斜，患者往往连最基本的抬眉、闭眼、鼓嘴等动作都无法完成。

症状　　　　　　　　　　　　　　　　　　危害

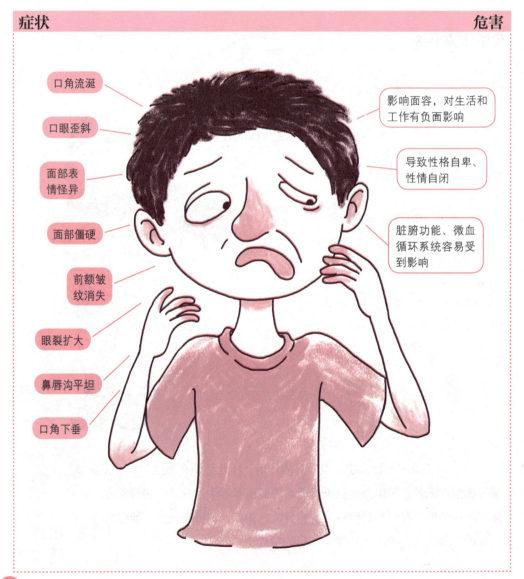

症状：
- 口角流涎
- 口眼歪斜
- 面部表情怪异
- 面部僵硬
- 前额皱纹消失
- 眼裂扩大
- 鼻唇沟平坦
- 口角下垂

危害：
- 影响面容，对生活和工作有负面影响
- 导致性格自卑、性情自闭
- 脏腑功能、微血循环系统容易受到影响

饮食宜忌

- 饮食宜清淡，忌吃辛辣食物
- 忌吃荔枝、芒果、榴梿、波罗蜜等热性水果
- 忌吃鹅肉、烤乳猪、烧鹅、烧鸭等高脂肪高热量的食物

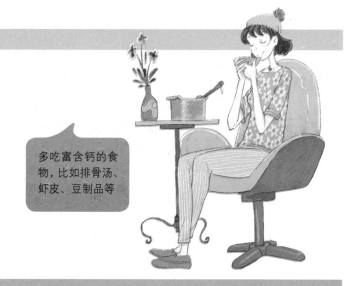

多吃富含钙的食物，比如排骨汤、虾皮、豆制品等

生活注意事项

- 外出最好戴口罩，防止面部受风，加重病情
- 患者应该多注意面部保暖，用温水洗脸
- 应避免患侧靠近空调、风扇，不在窗边缝隙处久坐或睡眠，尤其是在乘车时，不可放下车窗，以免因受寒而加重病情
- 空调和风扇不要直接对着脸部吹
- 避免淋雨
- 保证充足睡眠，不要过度焦虑

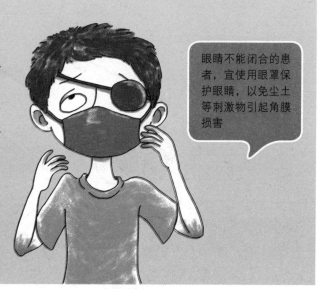

眼睛不能闭合的患者，宜使用眼罩保护眼睛，以免尘土等刺激物引起角膜损害

面瘫前期用针灸，辅以中药或西药就可以治愈。如果面瘫情况比较严重，最好选择手术治疗。面瘫患者还需多做抬眉、鼓气、双眼紧闭、张大嘴等动作，这样可以活动面部肌肉，避免肌肉过于僵硬，或者每天坚持做穴位按摩，促进血液循环，减少面瘫带来的负面影响。

治疗建议

阿尔茨海默病

阿尔茨海默病是一种进行性发展的神经退变性疾病，它不同于正常的衰老过程。临床表现为认知和记忆功能不断恶化，日常生活自理能力进行性减退，并伴有各种神经精神症状和行为障碍。全球约有3650万人患有阿尔茨海默病，每七秒就有一个人患上此病，平均生存期只有5.9年，是威胁老人健康的"四大杀手"之一。

症状　　　　　　　　　　　　　　　　　　　危害

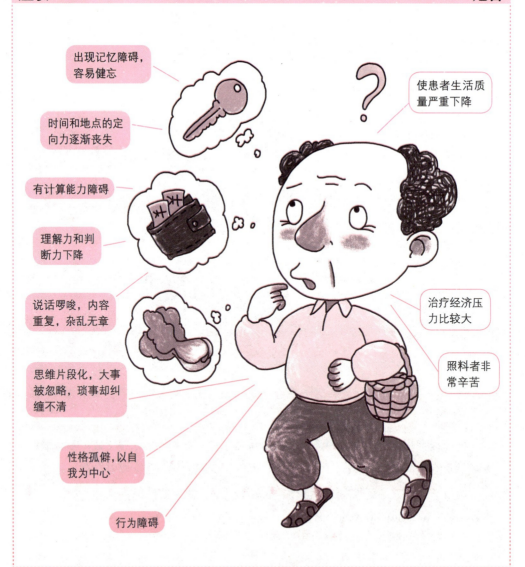

- 出现记忆障碍，容易健忘
- 时间和地点的定向力逐渐丧失
- 有计算能力障碍
- 理解力和判断力下降
- 说话啰唆，内容重复，杂乱无章
- 思维片段化，大事被忽略，琐事却纠缠不清
- 性格孤僻，以自我为中心
- 行为障碍

- 使患者生活质量严重下降
- 治疗经济压力比较大
- 照料者非常辛苦

饮食宜忌

- 多吃富含卵磷脂的食物，如鸡蛋、大豆、蘑菇等
- 饮食应七八分饱，吃太饱会增加肠胃的负担，加重心脑血管疾病，甚至导致猝死
- 三餐进食时间宜早不宜迟，这样有利于食物的消化；饭后注意休息，可以避免积食或出现低血糖症状
- 少吃肉食，肉食吃多了不利于心脑血管疾病的防治
- 饮食尽可能清淡，减少盐的摄入
- 少吃甜食，甜食摄入过多可造成机体代谢功能紊乱
- 进食不要太快，要细嚼慢咽
- 少饮或不饮烈性酒，严格戒烟
- 不要使用铝制餐具，因为铝与酸、碱、盐均可发生化学反应，会损害中枢神经系统

生活注意事项

- 起居饮食要规律，早睡早起，定时进食
- 定时排便，注意保持大便通畅，防止便秘
- 多参加集体活动，多与人沟通
- 保持乐观心态，减少外界因素的刺激
- 多用脑，多活动手指。如做做手指操、练练琴等；经常做手指尖的细致活动，如写字、绘画、剪纸、打字、打算盘等
- 有轻度症状的患者可以做一些力所能及的家务事，如做饭、打扫房间等
- 尽量避免改变家庭的布置，居室内的设施要便于患者活动，且利于通风和采光
- 厕所选用坐式马桶，并设扶手架，地面要平坦干燥，地砖要防滑，地面通道无障碍物
- 房间色彩应明快、安宁，使室内充满欢乐感和温暖感
- 要避免用玻璃或镜面玻璃的家具
- 床的高度宜偏低，方便患者上下，床的两边加设护栏
- 家中环境应当安全、封闭，安装信号系统以防止患者独自外出游荡

治疗建议

目前医学上还未找到根治阿尔茨海默病的办法，但是已经有药物能帮助患者控制病情、推迟恶化，并改善生活质量。所以，患者要积极地配合药物治疗。当然，良好的治疗结果需要照护者积极的配合和长期规律地给药。

刚开始给患者服用这些药物时，一定要从最低的剂量开始，慢慢地换成更高的剂量，到患者出现副作用而且不能忍受时，则停止往上增加剂量，甚至可以退回到最初的剂量。这样的做法可以让患者的身体适应药物，并可减少恶心等副作用的发生概率。根据患者的接受程度选择不同的剂量，以便达到最大效果。患者服药时必须有人在旁陪伴，帮助他将药全部服下，以免遗忘或错服。对拒绝服药的患者，照护者要耐心说服，一定要看着他把药吃下，并让他张开嘴，看看是否咽下。

癫痫

癫痫俗称"羊角风""羊癫风",是大脑神经元突发性异常放电导致短暂的大脑功能障碍的一种慢性疾病。在中国,癫痫已经成为神经科仅次于头痛的第二大常见病。癫痫的发病率与年龄有关。一般认为1岁以内的婴儿患病率最高。

症状　　　　　　　　　　　　　　　　危害

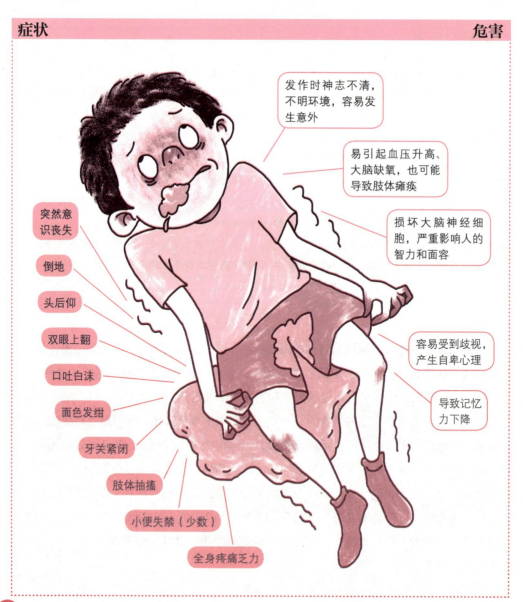

症状:
- 突然意识丧失
- 倒地
- 头后仰
- 双眼上翻
- 口吐白沫
- 面色发绀
- 牙关紧闭
- 肢体抽搐
- 小便失禁(少数)
- 全身疼痛乏力

危害:
- 发作时神志不清,不明环境,容易发生意外
- 易引起血压升高、大脑缺氧,也可能导致肢体瘫痪
- 损坏大脑神经细胞,严重影响人的智力和面容
- 容易受到歧视,产生自卑心理
- 导致记忆力下降

饮食宜忌

- 避免过饥或过饱，忌暴饮暴食
- 不要一次性大量饮水和食用含过多盐的食物
- 多吃粗粮、蔬菜、水果、鱼、虾、蛋、奶等食物
- 少吃油煎肥腻的食物
- 限制钾的摄入量
- 少吃辣椒、葱、蒜等辛辣食物
- 禁烟酒，少饮浓茶、咖啡、可乐等有兴奋和刺激作用的饮料
- 不吃含糖多的食物和能诱发癫痫的食物，如羊肉、狗肉等

生活注意事项

- 养成规律的生活作息，不熬夜，尽量早睡早起
- 可适当从事一些轻体力劳动，需避免过度劳累、紧张等
- 癫痫的突然发作很有可能导致患者出现意外事故，所以患者要尽量避开危险场所和危险品
- 睡觉时应选择仰卧或侧卧的睡姿，不要趴着睡
- 尽量选择荞麦皮枕头，不要选择又大又软的棉花枕头，以防癫痫发作时造成窒息
- 外出时携带家人联系方式，方便发作时第一时间联系家人
- 尽量保持轻松愉悦的心情，避免精神刺激

> 在病情没有得到控制之前，患者不应外出旅游，不能开车，避免从事高空危险的作业，不去玩惊险刺激的娱乐项目

治疗建议

如果怀疑自己或家人患了癫痫，应主动就医，咨询有关诊断治疗事宜，积极治疗。不要盲目听信偏方、秘方，以免延误和错过最佳诊治时机。癫痫无论是原发性的还是继发性的，均可造成神经元损害、智力减退、外伤、甚至突然的死亡等。治疗最重要的目的是控制发作、维持神经精神功能的正常，而控制发作的主要手段是药物治疗。一定要根据自己的具体病情，到正规医院的癫痫专科或神经科就诊，适合手术的患者应早日手术治疗。

骨关节常见病

颈椎病

颈椎病是一种常见的疾病,以往多见于中老年人,近年来年轻化倾向十分明显,逐渐成为办公室人群的多发病。颈椎病通常是由不良生活习惯造成的,经常伏案工作的人应特别注意预防此病。

症状   **危害**

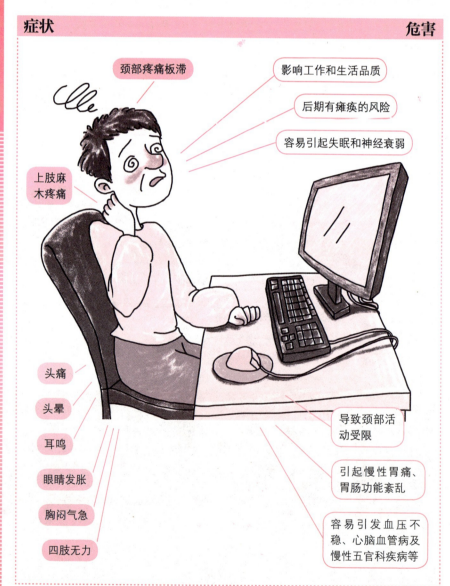

症状:
- 颈部疼痛板滞
- 上肢麻木疼痛
- 头痛
- 头晕
- 耳鸣
- 眼睛发胀
- 胸闷气急
- 四肢无力

危害:
- 影响工作和生活品质
- 后期有瘫痪的风险
- 容易引起失眠和神经衰弱
- 导致颈部活动受限
- 引起慢性胃痛、胃肠功能紊乱
- 容易引发血压不稳、心脑血管病及慢性五官科疾病等

饮食宜忌

- 少饮浓茶，少吃生冷、辛辣的食物
- 多吃营养健康的食物，如豆制品、瘦肉、谷物、海带、紫菜、木耳等，可增强体质、延缓衰老
- 多吃富含维生素的食物，如新鲜的水果、蔬菜等
- 多吃含钙、磷丰富的食物，以补肾益精
- 多吃葛根、油菜、丝瓜等有清热解肌通络作用的食物

生活注意事项

- 需要长时间伏案工作的患者，要注意每隔1小时适当活动颈部，防止劳损，减轻肌肉紧张度
- 不要养成头靠在床头或沙发扶手上看书、看电视的习惯
- 调整枕头与睡眠的体位，选择最舒适的睡眠体位，不可趴着睡，枕头不可以过高、过硬或过平
- 避免和减少急性损伤，如避免抬重物、不要紧急刹车等
- 日常生活中应注意保持头颈部位正确的姿势，注意避免颈部的剧烈活动
- 平时要注意保暖，防止颈椎部位受凉

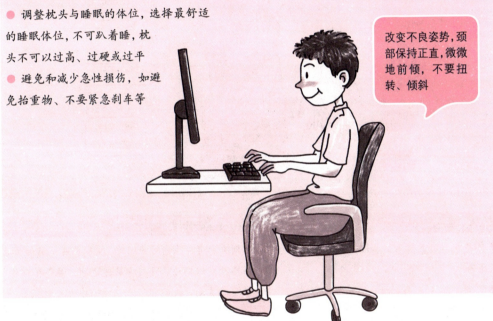

改变不良姿势，颈部保持正直，微微地前倾，不要扭转、倾斜

由于颈椎病的病因复杂，患者的情况也各有不同，因此，应针对不同的患者采取不同的治疗方案，治疗方案应切实可行。

颈椎病患者应根据自己的情况，选择多种方法进行综合治疗，以求尽快痊愈。一定要掌握颈椎自我保健方法，积极预防颈部疼痛发生。颈椎病是一种慢性疾病，治疗过程较漫长，需要患者坚持配合。

治疗建议

肩周炎

肩周炎也被称为"五十肩",顾名思义就是五十岁左右的人容易患的肩部疾病,目前无明确病因。肩周炎是由肩部周围组织老化导致的病变,肩关节上的关节囊发炎、变窄或者肌肉发生病变,肌肉部位出现钙沉积等都会导致肩周炎。

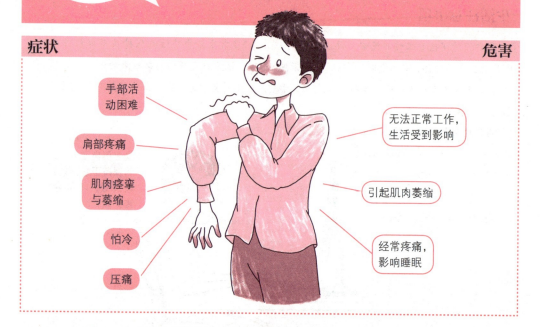

症状
- 手部活动困难
- 肩部疼痛
- 肌肉痉挛与萎缩
- 怕冷
- 压痛

危害
- 无法正常工作,生活受到影响
- 引起肌肉萎缩
- 经常疼痛,影响睡眠

饮食宜忌
- 不要吃寒凉的食物,如绿豆、冬瓜、冰激凌等
- 不要吃特别肥腻的食物,如油炸食物、肥肉、奶油等
- 烹饪食物时尽量不选用铁锅,铁锅中的铁离子容易与身体内的蛋白质结合产生毒性
- 尽量少吃海产品,海产品内含有尿酸,不利于患者恢复

生活注意事项
- 肩周炎患者应注意防寒保暖,特别要避免肩部受凉
- 肩周炎发作期应尽量减少肩部运动,避免抬重物
- 不要对着风口吹风
- 病情不是特别严重时,应适当做一些锻炼,缓解肩周疲劳
- 不要长期保持一个姿势,应及时调整不正确的坐姿
- 发作时可以做冷敷或热敷,以缓解病痛

治疗建议

只要不活动疼痛的手臂,让其充分休息,大约一年左右病症就会自然消失。疼痛难忍时可服用镇痛剂。治疗则以物理疗法和运动疗法为主,疼痛剧烈时可以用冷水擦拭痛处,平时则多热敷。不那么疼痛的时候可以做一些规律性运动,如手抓重物、朝各个方向活动手臂等,对防治肩周炎很有效果。

落枕

落枕，又称"失枕"，是一种常见病，好发于青壮年，以冬春季多见。落枕的常见发病经过是入睡前并无任何症状，晨起后却感到项背部明显酸痛，颈部活动受限。这说明病起于睡眠之后，与枕头及睡眠姿势有密切关系。

症状 / 危害

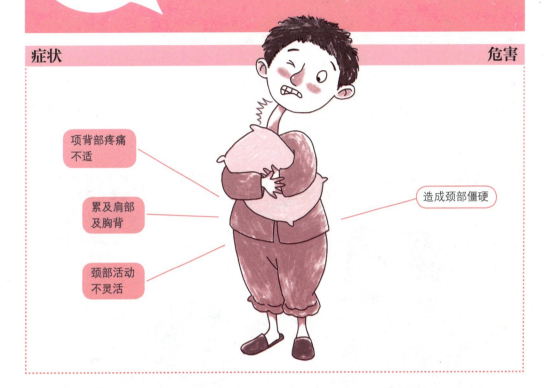

- 项背部疼痛不适
- 累及肩部及胸背
- 颈部活动不灵活
- 造成颈部僵硬

饮食宜忌

- 不吃生冷的食物，如冷饮、凉菜、生鱼片等
- 不吃辛辣刺激的食物
- 多吃富含营养的食物，如牛奶、豆腐、鱼类、坚果等
- 少吃油炸、烧烤类食物

生活注意事项

- 调整枕头的高低，找到最舒适的枕头高度
- 注意睡觉时颈部的位置和姿势，避免长时间屈曲位工作
- 防止颈部突然扭动
- 保护颈部，做好颈部的防寒保暖工作

治疗建议

如果不小心落枕且情况不太严重，可以用热毛巾或热水袋敷患处，还可以对患处进行局部按摩，之后贴上消炎止痛膏药。病情较重时，应上医院治疗，如做理疗等，可改善局部血液循环，使紧张的肌肉放松，减轻疼痛。

骨质疏松症

骨质疏松症是单位体积内骨组织的有机成分和无机成分都减少，致骨皮质变薄、骨小梁减少，引起骨脆性增加，易发生骨折的一种全身性骨骼疾病。激素减少、营养不良、消化吸收功能低下、运动量不足都可引发骨质疏松症。另外，骨折后长期使用石膏固定也可引起骨质疏松症。

症状　　　　　　　　　　　　　　　　　　　　危害

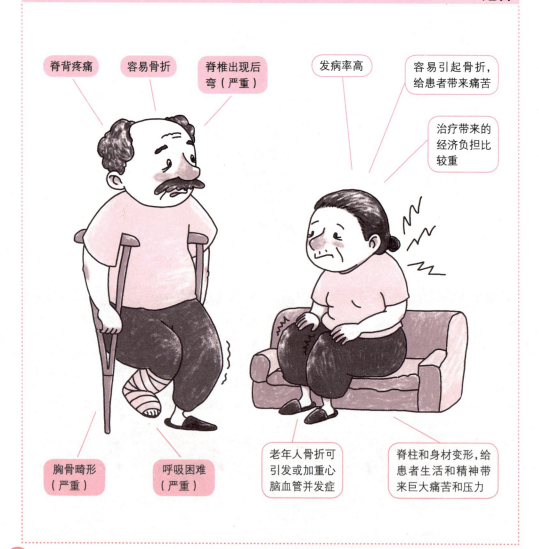

症状：脊背疼痛、容易骨折、脊椎出现后弯（严重）、胸骨畸形（严重）、呼吸困难（严重）

危害：发病率高、容易引起骨折，给患者带来痛苦、治疗带来的经济负担比较重、老年人骨折可引发或加重心脑血管并发症、脊柱和身材变形，给患者生活和精神带来巨大痛苦和压力

饮食宜忌

- 适当增加钙的摄入，成年人的钙摄入量每天应达到800毫克，老年人的钙摄入量每天应达到1000毫克
- 摄入充足的优质蛋白质和维生素C，有利于钙的吸收
- 饮食应荤素搭配，并以低盐为主
- 注意补充维生素D和维生素K
- 多采用蒸煮的烹饪方式
- 每天早晚喝一杯牛奶
- 不吃辛辣、过咸、过甜的食物
- 少喝碳酸饮料、浓茶、咖啡、烈性酒等

生活注意事项

- 平时多晒晒太阳，促进钙的吸收
- 不滥用药物，有些药物对骨质代谢有不良影响
- 加强自我保护，减少摔伤和跌倒现象

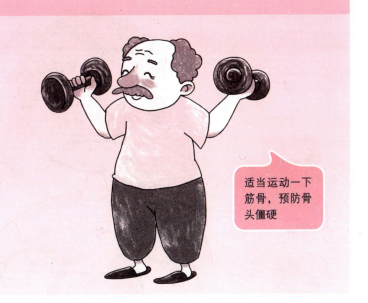

适当运动一下筋骨，预防骨头僵硬

骨质疏松症患者的自我检测

目前骨质疏松症的诊断主要依靠骨密度检查，骨密度全称为骨骼矿物质密度，是骨骼强度的主要指标。

治疗建议

患了骨质疏松症，补充营养很重要，蛋白质、钙、维生素D都应足量摄入。日常多晒太阳有助于补充维生素D，但量可能不足，可以通过口服制剂补充。另外要适当运动，运动可帮助钙沉积在骨骼上。女性患者可在全面评估之后，在医生指导下使用雌性激素。

网球肘

网球肘指的是附着于肱骨外上髁的前臂伸肌群，由于过度使用引起的慢性损伤性肌腱炎。患者在用力抓握或提举物体时会感到患处疼痛。这种病常发生在网球、羽毛球运动员身上，家庭主妇、砖瓦工、木工等长期反复用力做肘部活动者，也是高发人群。

症状　　　　　　　　　　　　　　　　　　　　危害

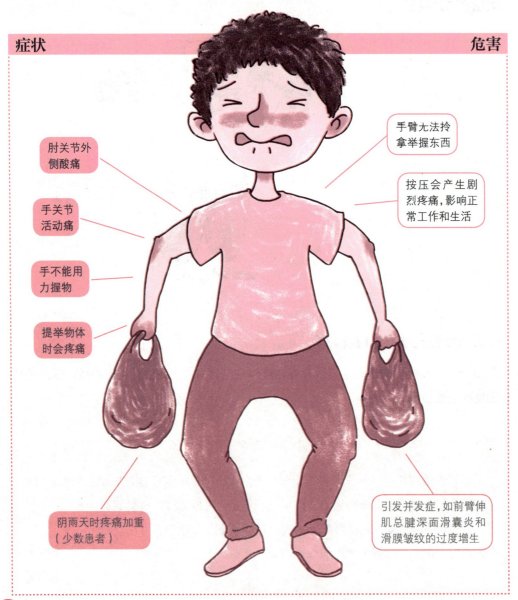

- 肘关节外侧酸痛
- 手关节活动痛
- 手不能用力握物
- 提举物体时会疼痛
- 阴雨天时疼痛加重（少数患者）
- 手臂无法拎拿举握东西
- 按压会产生剧烈疼痛，影响正常工作和生活
- 引发并发症，如前臂伸肌总腱深面滑囊炎和滑膜皱纹的过度增生

饮食宜忌

- 多吃黑豆、山药等
- 多吃含有微量元素的食物
- 避免食用生冷蔬果，如白萝卜、大白菜、柑橘、瓜类等
- 少吃油腻、煎炸类食物
- 忌烟、忌酒及忌食辛辣刺激性食物
- 少喝茶，茶中鞣质含量高，能影响钙、铁及蛋白质的吸收

生活注意事项

- 生活和工作中注意运动强度的合理性，不要让手臂过度疲劳
- 注意劳逸结合，特别是运动、做家务、工作时，隔1个小时适当活动一下
- 适当改变工作习惯，不要长时间保持一种姿势
- 休息时加强手臂和手腕的力量练习及柔韧度练习
- 患者应注意防止肘关节吹风、着凉

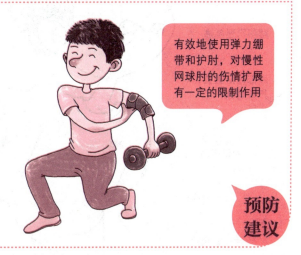

打球或做体力劳动前最好先做充分的热身活动；加强手臂、手腕的力量练习和柔韧度练习，练习时应注意运动的强度要合理，不可使手臂过度疲劳；打完球或过度使用手臂之后，要学会做放松练习，最好是按摩手臂；无论是打球还是平时的劳动，不要长时间保持一个姿势。

有效地使用弹力绷带和护肘，对慢性网球肘的伤情扩展有一定的限制作用

预防建议

网球肘患者需要根据病情来制定个性化的治疗方案，治疗的目的是减轻或消除症状，避免复发。网球肘不是很严重的患者，需要多休息，尽量避免引起疼痛的活动。在疼痛消失前，最好不要从事可能损伤手臂的运动。疼痛的时候可以冰敷肿痛发炎部位，必要时可以在医生的指导下服用消炎止痛药物。如果已达到网球肘的晚期或已形成顽固性网球肘，且经过正规保守治疗半年至1年后，症状仍然严重，影响到生活和工作，那么患者可以采取手术治疗。

治疗建议

腰椎间盘突出症

腰椎间盘突出症指的是椎间盘髓核脱水变性、纤维环破裂后髓核突出刺激或压迫腰神经根，引起腰腿疼痛、麻木或马尾神经受损的一组综合征。外部撞击如交通事故、高处跌落以及长期劳累是导致腰椎间盘突出症的主要原因。

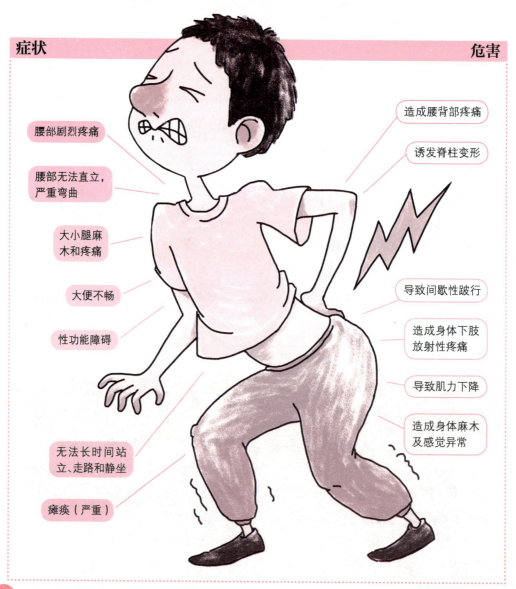

症状
- 腰部剧烈疼痛
- 腰部无法直立，严重弯曲
- 大小腿麻木和疼痛
- 大便不畅
- 性功能障碍
- 无法长时间站立、走路和静坐
- 瘫痪（严重）

危害
- 造成腰背部疼痛
- 诱发脊柱变形
- 导致间歇性跛行
- 造成身体下肢放射性疼痛
- 导致肌力下降
- 造成身体麻木及感觉异常

饮食宜忌

- 忌吃寒凉的食物
- 饮食应清淡少盐
- 少吃煎炸、烧烤类食物
- 忌吃辛辣、油腻、刺激性食物
- 可选用一些有祛风寒、活血通络、补肝益肾功效的药膳进行调养

生活注意事项

- 做好腰部的保暖工作,不要让腰部受寒
- 避免让腰部长时间保持一个姿势
- 节制性生活
- 上床睡觉时先坐到床边,手往后面撑着,接着再慢慢躺下去

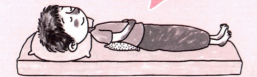

经常卧床休息,建议选择硬板床

坐的时候要上身挺直,收腹,双腿膝盖并拢

从事长时间弯腰或长期伏案工作的人应保持正确的姿势,减少对腰椎间盘的压力。建议工作 60 分钟后活动 10 分钟,以缓解肌肉疲劳;加强腰背部肌肉的锻炼,因为强健的腰背部肌肉对腰椎有维持和保护作用;少穿露脐装,注意腰部的保暖和防寒。

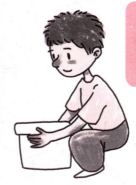

搬抬重物时,应先蹲下来,将身体向前靠,使重力分担在腿部肌肉上

预防建议

治疗腰椎间盘突出症最常用的方法是物理疗法,包括牵引、按摩、热敷等。热敷对患者很重要,可以用热毛巾,也可以用高频波、红外线对腰椎部位进行加热。如果病情严重且持续多年,需要手术治疗。日常生活中患者要特别注意保护腰椎,不要加重腰椎压力,不要久坐、久站或者走很远的路,远离软床,多睡硬床,不要提重物,并且要注意控制体重。

治疗建议

骨性关节炎

骨性关节炎是一种常见的关节疾病，多发于老年人，以关节软骨退变、破坏及骨质增生为特征的慢性关节疾病。骨性关节炎是退变性疾病，主要与年龄有关。另外，劳损、创伤、肥胖也都可引起这种病。骨性关节炎多发于负重关节和活动量较多的关节，腰椎、胸椎、膝关节、髋关节都比较容易发生。

症状　　　　　　　　　　　　　　　　危害

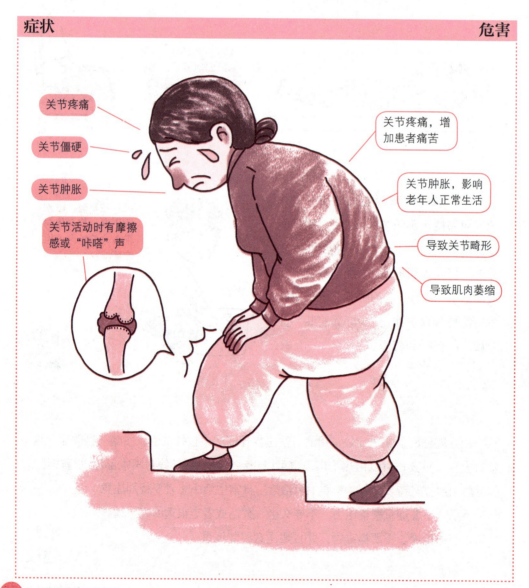

症状：
- 关节疼痛
- 关节僵硬
- 关节肿胀
- 关节活动时有摩擦感或"咔嗒"声

危害：
- 关节疼痛，增加患者痛苦
- 关节肿胀，影响老年人正常生活
- 导致关节畸形
- 导致肌肉萎缩

饮食宜忌

- 每天早晚喝一杯牛奶,以补充钙
- 多吃含组氨酸的食物,如大米、小麦和黑麦,有利于缓解炎症
- 多吃富含胡萝卜素、黄酮类、维生素C、维生素E及硫化合物的食物
- 少吃海产品
- 禁食辛辣刺激性食物
- 少吃高脂肪食物
- 少喝含咖啡因的饮料

生活注意事项

- 冬季多晒太阳,以促进钙的吸收
- 关注自己的体重,肥胖者应减肥
- 经常开车的要多注意运动
- 绝经期的妇女要注意调节内分泌系统
- 平常使用的床、椅子和马桶不要太低
- 少穿高跟鞋,多穿厚底且有弹性的软底鞋
- 天气寒冷时应注意保暖,必要时戴上护具,防止关节受凉

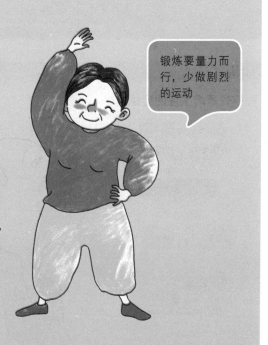

锻炼要量力而行,少做剧烈的运动

骨性关节炎是因为身体老化引起的,无法治愈,只能缓解不适。如果疼痛剧烈,可以服用消炎药物缓解。另外可以经常按摩疼痛部位或者用热水热敷、擦拭疼痛部位。还可以给腰部绑上松紧适度的腰带(可到药店购买),以减轻关节压力。疼痛缓解后适当运动、锻炼,可以增强肌肉力量,间接保护关节。如果病情已到晚期,针对耐受手术的患者,置换人工关节是个不错的选择,可以大大提高生活质量。

治疗建议

骨质增生症

骨质增生症多发于中老年。一般认为骨质增生症是由以下三种因素导致的，一是中年以后人的体质虚弱及退行性变；二是长期站立或行走及长时间保持某种姿势造成血肿机化；三是骨刺对软组织产生机械性的刺激和外伤，进而造成软组织损伤、出血、肿胀。骨质增生症有三种常见的类型：腰椎骨质增生症、颈椎骨质增生症、膝关节骨质增生症，不同类型的骨质增生症，发病因素不一样，在临床上所表现的症状也是有差异的。

症状　　　　　　　　　　　　　　　　　　　　　　　　危害

腰椎骨质增生症的症状

- 腰椎及腰部软组织酸痛、胀痛
- 无法正常弯腰
- 局部疼痛、麻木
- 压迫坐骨神经，患肢剧烈麻痛

颈椎骨质增生症的症状

- 颈项部僵硬
- 颈项部无法灵活转动，转动有弹响声
- 疼痛常向肩部和上肢放射
- 吞咽困难（严重）
- 心绞痛（严重）

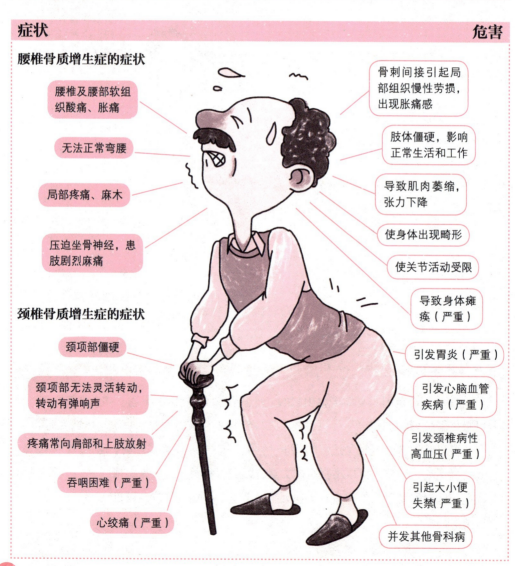

- 骨刺间接引起局部组织慢性劳损，出现胀痛感
- 肢体僵硬，影响正常生活和工作
- 导致肌肉萎缩，张力下降
- 使身体出现畸形
- 使关节活动受限
- 导致身体瘫痪（严重）
- 引发胃炎（严重）
- 引发心脑血管疾病（严重）
- 引发颈椎病性高血压（严重）
- 引起大小便失禁（严重）
- 并发其他骨科病

膝关节骨质增生症的症状

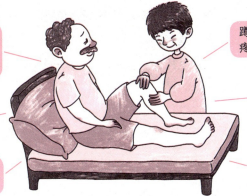

- 初期起病缓慢者膝关节疼痛不严重，有可持续性隐痛
- 气温降低时疼痛加重
- 上下楼梯困难，膝关节发软，易摔倒
- 蹲起时关节疼痛、僵硬
- 关节酸痛、胀痛，跛行（严重）
- 关节有积液，局部有明显肿胀现象（部分）

饮食宜忌

- 多补充钙质，多吃豆制品、海带、虾皮，多喝牛奶
- 多吃水果、蔬菜，增加维生素的摄入
- 多吃含抗氧化剂的食物，如芒果、木瓜、甜瓜、葡萄、橘子、草莓、番茄等
- 控制饮食，保持体重，避免因为肥胖而加重关节负担
- 不吃海鲜类发物，以及不吃具有清热解毒作用的食物，如绿豆、鱼腥草等，以免影响药物疗效
- 少吃甜食，尽量不要吸烟、喝酒
- 不喝咖啡和浓茶等刺激性饮料

生活注意事项

- 不要长时间保持一个坐姿
- 减少外出活动，最好选择在家静养
- 恢复期间要避免潮湿、寒冷等的刺激
- 可以做做理疗和按摩，以缓解疼痛
- 出汗时不要直接对着风吹
- 不要在出汗后洗凉水澡
- 不要让关节过于劳累或负荷过重

治疗建议

骨质增生症是一种老年性退行病变，不能逆转，不可治愈，治疗上以食疗、按摩和理疗为主。本症属于多发病、常见病，西药无较理想的治疗方法，外敷这种保守治疗方法是比较理想的治疗方法之一，比如用膏药外敷治疗骨质增生症有一定疗效。在用外敷药物治疗的同时配合理疗，效果会更好，建议患者坚持治疗并注意休息。症状重时应当休息，同时进行理疗、按摩，压迫症状十分严重者，可请医生酌情手术。

外伤性骨折

由于意外事故或暴力造成骨骼断裂，即为外伤性骨折。暴力或车祸引起的骨折还易引起伤肢的肌腱损伤、神经损伤、血管损伤、关节脱位，严重的还可引起内脏损伤、休克甚至死亡。

症状　　　　　　　　　　　　　　　　　　　　危害

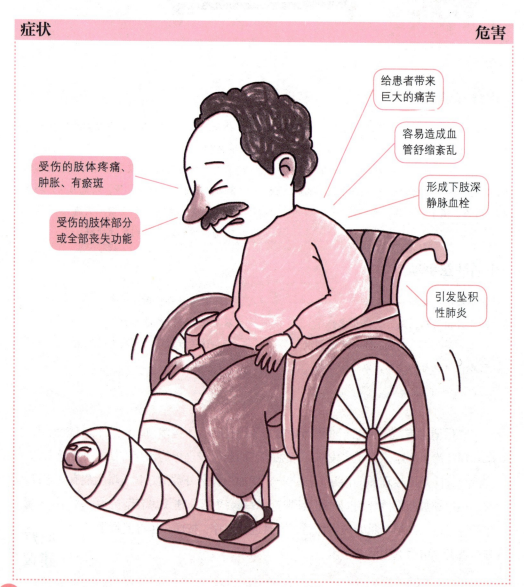

- 受伤的肢体疼痛、肿胀、有瘀斑
- 受伤的肢体部分或全部丧失功能
- 给患者带来巨大的痛苦
- 容易造成血管舒缩紊乱
- 形成下肢深静脉血栓
- 引发坠积性肺炎

饮食宜忌

- 饮食宜清淡少盐
- 多吃高蛋白、高碳水化合物、高维生素的食物
- 骨折修复需要大量的钙，所以应多吃含钙丰富和能促进钙吸收的食物
- 不喝或少喝酒
- 多喝营养丰富的汤水
- 多吃富含铜、锌、铁等元素的食物，如瘦肉、猪肝、虾米、豆制品等
- 少吃油腻、辛辣、煎炸类食物
- 不要喝浓茶

生活注意事项

- 保持健康的体重，减轻体重对股骨头的压力，减轻或者避免股骨头塌陷
- 走路时要留神脚下，防止滑倒，避免摔跤引起再次骨折

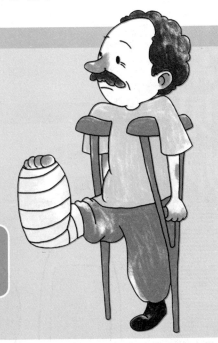

尽量使用双拐行走，减轻髋臼与股骨头之间的压力

如果发生严重的外伤事故，周围的人应及时拨打电话求救，检查患者生命体征，必要时采取临时急救措施，包括保持呼吸道通畅、伤肢临时固定、伤口止血。有大出血时不可随意搬动患者，以免造成脊神经损伤而致瘫痪，正确的方法是由几个人一起将患者托起放在平整的木板担架上，尽快送医院急诊处理。

如外伤较轻但怀疑骨折时，应到医院骨科检查，医生会根据肢体的活动情况和X光片的结果确定是否发生骨折，并采取相应的措施。骨科医生通常用手法复位可以纠正大多数骨折。将复位后断骨固定的方法有石膏、小夹板、牵引等外固定方法，和金属钉、针等内固定方法。功能锻炼是促使骨折痊愈的重要手段，也是治疗骨折不能缺少的方法之一。

治疗建议

泌尿科常见病

前列腺炎

前列腺炎是中老年男性最容易遇到的疾病，也是前列腺常见的疾病之一，一般表现为尿频、尿急、尿痛等，排尿后常有白色分泌物自尿道口流出。前列腺炎是由多种复杂原因引起的。

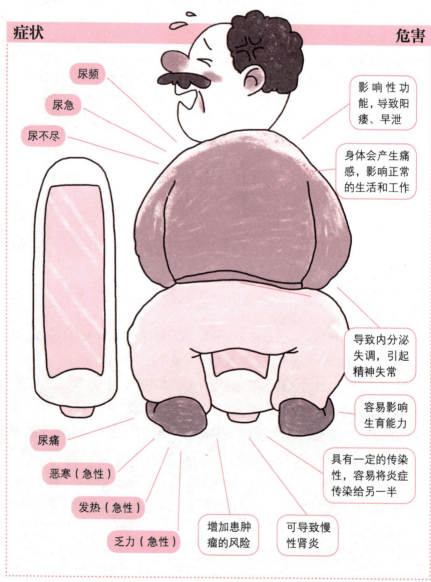

症状
- 尿频
- 尿急
- 尿不尽
- 尿痛
- 恶寒（急性）
- 发热（急性）
- 乏力（急性）

危害
- 影响性功能，导致阳痿、早泄
- 身体会产生痛感，影响正常的生活和工作
- 导致内分泌失调，引起精神失常
- 容易影响生育能力
- 具有一定的传染性，容易将炎症传染给另一半
- 增加患肿瘤的风险
- 可导致慢性肾炎

饮食宜忌

- 多吃新鲜的蔬菜和水果，补充足够的维生素C，可以消除体内自由基、抵抗炎症
- 补充足够的锌，如多吃瘦肉、粗粮、豆制品、白瓜子、花生仁、芝麻等
- 每天喝2000~3000毫升的水，多排尿可以减少细菌滋生
- 少吃高脂肪食物，尤其是各种肥腻的肉类
- 不吃生冷的食物，生冷食物可作为寒冷刺激，使前列腺收缩，导致尿液流通不畅
- 忌吃辛辣食物，这类食物容易引起血管扩张和器官充血

生活注意事项

- 不憋尿，憋尿会压迫前列腺
- 不久坐、不长时间骑车，以免导致局部血液循环不畅、代谢产物堆积
- 节制性生活，同时洁身自好，避免不洁性生活
- 保持会阴部清洁干燥，防止逆行感染
- 学会自我调节压力，保持良好的心态

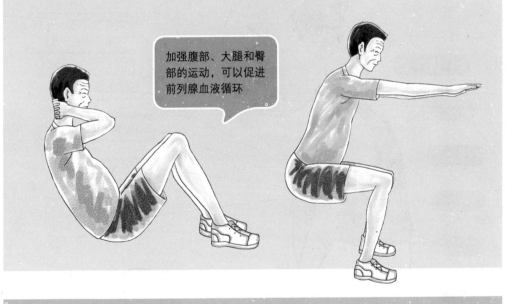

加强腹部、大腿和臀部的运动，可以促进前列腺血液循环

患了前列腺炎，一定要积极配合医生的治疗。前列腺炎不是很严重的患者可以试试热水坐浴。方法简单、可操作性强，用盆装45℃左右的水，屁股浸泡在热水中，每次10~15分钟，隔日1次或每周3次。此法有利于前列腺炎症的消退，可促进淤积的前列腺液排出，加速血液循环，同时有利于肠道气体排出，防止便秘，使夜尿明显减少。

治疗建议

前列腺增生

前列腺增生，常被称为良性前列腺增生，是中老年男性常见疾病之一，发病率随年龄递增。但有增生病变时不一定有临床症状，多数患者随着年龄的增长，会逐渐出现排尿困难等症状。

症状　　　　　　　　　　　　　　危害

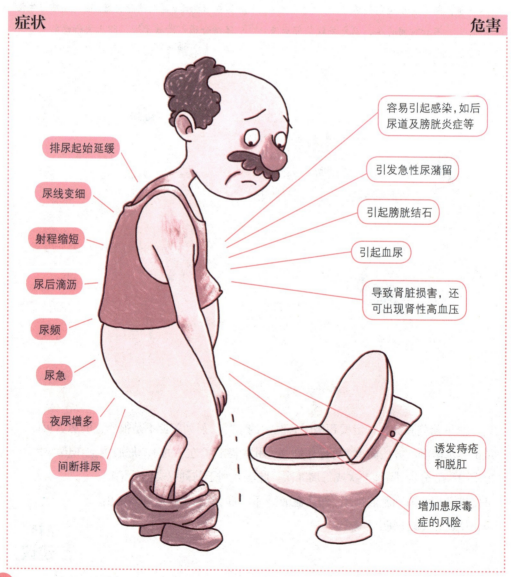

症状：
- 排尿起始延缓
- 尿线变细
- 射程缩短
- 尿后滴沥
- 尿频
- 尿急
- 夜尿增多
- 间断排尿

危害：
- 容易引起感染，如后尿道及膀胱炎症等
- 引发急性尿潴留
- 引起膀胱结石
- 引起血尿
- 导致肾脏损害，还可出现肾性高血压
- 诱发痔疮和脱肛
- 增加患尿毒症的风险

饮食宜忌

- 限制高脂肪食物的摄入，如肥肉等
- 多喝水，不要因为怕尿频而减少喝水
- 注意补充锌和硒
- 适量补充具有抗氧化性的维生素C和维生素E，能改善前列腺增生症状
- 少吃辛辣刺激性食物，如辣椒、浓咖啡等，不抽烟、不喝酒

生活注意事项

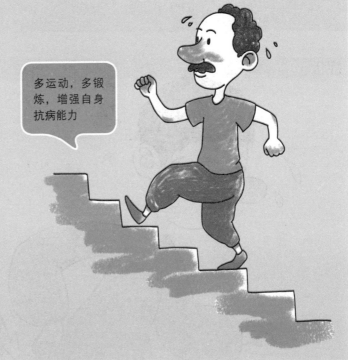

多运动，多锻炼，增强自身抗病能力

- 避免久坐。久坐会加重痔疮等病的症状，又易使会阴部充血，引起排尿困难
- 劳逸结合。避免过度劳累，以免中气不足造成排尿无力，引起尿潴留
- 及时排尿。不要憋尿，长时间坐车或开会时，更要注意及时排尿

治疗建议

对于症状轻微、不影响日常生活、没有并发症的患者，由于疾病进展比较缓慢，可以选择观察等待。在观察等待过程中，要注意改变不良生活方式，多喝水、不憋尿、勤锻炼、注意生活卫生等，并留意症状变化，每年复查1次。如果症状加重，就要尽早就诊，考虑其他治疗方法。用药时要谨遵医嘱，合理用药，因为一些药物能使膀胱逼尿肌收缩力减弱，导致小便困难。

泌尿系统结石

泌尿系统结石是泌尿系统的常见病，结石可见于肾、膀胱、输尿管和尿道的任何部位，但以肾与输尿管结石最为常见。临床表现因结石所在部位不同而有所不同。肾与输尿管结石的典型表现为肾绞痛与血尿。在结石引起绞痛发作以前，患者没有任何感觉，在某种诱因，如剧烈运动、劳动、长途乘车等的作用下，会突然出现一侧腰部剧烈的绞痛，并向下腹及会阴部放射，伴有腹胀、恶心、呕吐以及不同程度的血尿。

症状　　　　　　　　　　　　　　　　　　　　危害

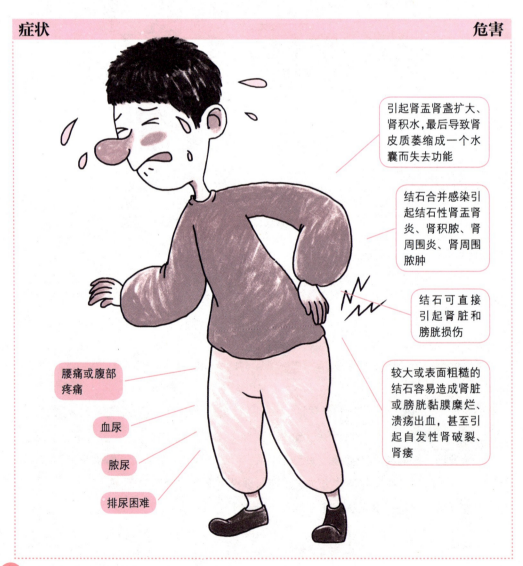

症状：
- 腰痛或腹部疼痛
- 血尿
- 脓尿
- 排尿困难

危害：
- 引起肾盂肾盏扩大、肾积水，最后导致肾皮质萎缩成一个水囊而失去功能
- 结石合并感染引起结石性肾盂肾炎、肾积脓、肾周围炎、肾周围脓肿
- 结石可直接引起肾脏和膀胱损伤
- 较大或表面粗糙的结石容易造成肾脏或膀胱黏膜糜烂、溃疡出血，甚至引起自发性肾破裂、肾瘘

饮食宜忌

- 多喝水不仅能预防尿结石，还可以缓解尿结石症状
- 少吃高脂肪食物
- 每天盐的摄入量应少于5克
- 多吃粗粮和素食
- 不要喝浓茶
- 建议保持正常的钙摄入量，成人钙摄入量每天1000毫克，50岁以上的老人每天1200毫克
- 少吃菠菜、甜菜、麦麸、栗子、咖啡、可可、柿子、杨梅等可能会引起高草酸尿的食物
- 饮酒要适量

生活注意事项

- 如果有容易导致结石的疾病，要先治好这些疾病
- 多做运动，如跑步、跳跃等，小结石会随着锻炼通过尿液排出体外
- 多喝水，不憋尿，有尿意要赶紧解决
- 定期复查，有疼痛和尿血症状时要及时去医院检查

泌尿系统结石的检测

如果泌尿系统结石比较小，症状不太明显，那么患者几乎没有什么感觉。部分患者的泌尿系统结石是经体检发现的，但大多数患者是因为症状发作才被明确诊断的。泌尿系统结石的典型症状就是疼痛和血尿。疼痛发作后，化验会发现镜下血尿或肉眼可见血尿。根据这些表现，经B超或X线检查后，可以明确诊断是否得了泌尿系统结石。一旦确诊为泌尿系统结石，一定要积极治疗。

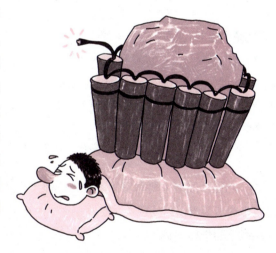

治疗建议

泌尿系统结石可以出现在肾盂、输尿管、膀胱、尿道等不同部位，不同部位的结石会引起不同的临床症状。所以需要先确定是哪些部位有结石，然后再根据患者的个体差异及具体的病情，在专业医生的指导下进行对症治疗。因为这种疾病前期不容易发现，所以定期检查很有必要。一旦出现症状或确诊，一定要积极配合医生的治疗。

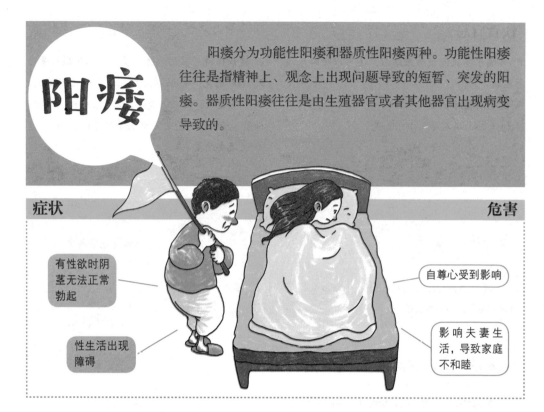

阳痿分为功能性阳痿和器质性阳痿两种。功能性阳痿往往是指精神上、观念上出现问题导致的短暂、突发的阳痿。器质性阳痿往往是由生殖器官或者其他器官出现病变导致的。

症状
- 有性欲时阴茎无法正常勃起
- 性生活出现障碍

危害
- 自尊心受到影响
- 影响夫妻生活，导致家庭不和睦

饮食宜忌

- 多吃富含锌的食物，如海产品、大豆等
- 多吃补肾壮阳的食物
- 多吃富含维生素E的食物，如坚果、蛋类、全麦食物等
- 忌吃辛辣刺激性食物
- 少吃性寒生冷的食物，如冷饮、田螺、章鱼、柿子、西瓜等

生活注意事项

- 锻炼身体是最好的壮阳药
- 保证每周至少两次剧烈运动，如打球、跑步或进行力量型健身等
- 不熬夜，保证充足的睡眠

治疗建议

功能性阳痿主要与身体素质和精神状态有关。心理压力是治疗困难的主要因素，也是患者最难逾越的障碍。患者自己首先要保持良好的心态，必要时可以去咨询医生，在医生的指导下服用一些药物。女方则要给予患者多一些理解和鼓励，只有夫妻双方配合治疗，阳痿才会好得快。

器质性阳痿则需针对病因进行治疗。器质性阳痿的病因非常多，如果是糖尿病引起的阳痿，应针对糖尿病进行治疗；如果是药物引起的阳痿，应停用或者调整药物；对于血管性阳痿可应用血管外科手术治疗；对不能解决其病因的器官性阳痿患者，可以使用阴茎假体植入手术、化学假体疗法、血管重建手术、阴茎负压疗法等。阳痿的治疗是一个长期的过程，不可能短期内明显见效，患者一定要耐心，积极与医生配合。

遗精

遗精是指不经性交而精液自行泄出的病症，有生理性遗精与病理性遗精两种。据统计，有80%的男性都出现过遗精现象。偶然发生的遗精属正常现象。但是一周内有几次或一个晚上发生多次遗精，就属于病理性遗精，需要去医院就诊。

症状　　　　　　　　　　　　　　　　危害

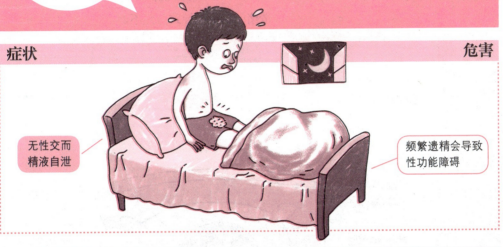

无性交而精液自泄

频繁遗精会导致性功能障碍

饮食宜忌

- 多吃一些可以补肾的食物，如动物肾脏、枸杞子、五味子等
- 多吃高蛋白的食物，如牛脑、鸡蛋、瘦肉、鱼类等
- 多吃富含锌的食物，如粗粮、大豆、芝麻等
- 少吃肥甘厚重、油炸类食物
- 不吃辛辣刺激性食物
- 不吸烟、喝酒
- 忌吃寒凉食物，如冷饮、田螺、螃蟹等

生活注意事项

- 若患者为青少年，建议学习、掌握必要的性生理知识，认清偶然遗精属于正常现象，不必过分忧虑
- 成年人需正确合理安排性生活，切忌房事过度
- 养成良好的生活习惯，不过度手淫
- 养成良好的作息习惯，睡前用温水泡脚
- 睡觉时不俯卧，养成侧卧的睡眠习惯
- 睡觉时不要将手放在生殖器上
- 遗精后，要及时更换内裤，注意卫生

治疗建议

偶然的遗精是正常的生理现象，遗精者不需要有太大的精神负担。如果经常遗精，则需要找到病因对症治疗。通过一些简单的运动可以帮助缓解遗精现象，比如做仰卧起坐，通过锻炼盆腔组织来提高内部器官功能，缓解遗精状况；或者每天收缩肛门5分钟，可增强射精管平滑肌的控制能力，临睡前做效果更好。还可以做固精按摩，取仰卧位，两手交叠置于肚脐处，分别顺时针和逆时针按摩多次，然后从心口下推按摩到耻骨联合处多次。

妇科常见病

月经不调

子宫内膜生长、脱落一次为一个月经周期，在这一过程中，激素起着重要作用。激素分泌异常，就不能支持子宫内膜正常生长、脱落，所以月经不调的主要原因是激素分泌异常。另外，某些疾病如子宫肌瘤、卵巢疾病，情绪问题也会导致月经不调。

症状 **危害**

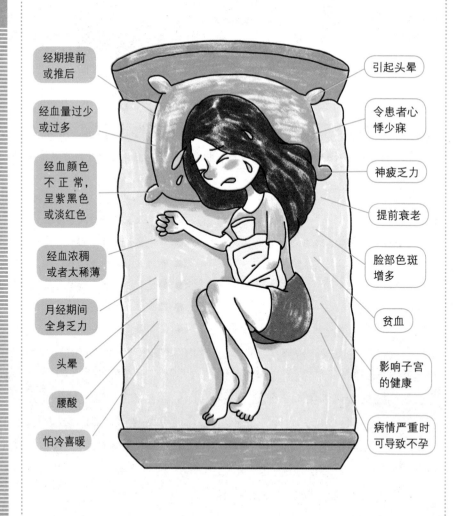

症状：
- 经期提前或推后
- 经血量过少或过多
- 经血颜色不正常，呈紫黑色或淡红色
- 经血浓稠或者太稀薄
- 月经期间全身乏力
- 头晕
- 腰酸
- 怕冷喜暖

危害：
- 引起头晕
- 令患者心悸少寐
- 神疲乏力
- 提前衰老
- 脸部色斑增多
- 贫血
- 影响子宫的健康
- 病情严重时可导致不孕

饮食宜忌

- 多吃含有铁的滋补性食物，以预防缺铁性贫血
- 多补充维生素C，促进生血机能，辅助治疗缺铁性贫血
- 多补充优质蛋白质和镁等矿物质
- 忌吃辛辣食物以及寒凉生冷的食物
- 忌吃油腻的食物，如奶油蛋糕、肥肉等
- 饮食宜清淡少盐
- 不喝浓茶、不喝烈酒
- 多喝温水，保持大便通畅

生活注意事项

- 注意保暖，不要受凉和受寒，同时要避湿
- 保持精神愉快，避免精神刺激和情绪波动
- 经期应禁止夫妻生活
- 穿纯棉的内裤，每天换洗内裤，保持身体清洁和干爽

生活要有规律，经期要多注意休息，不要过度劳累

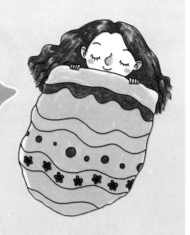

月经周期或血量突然改变时，应该及时到医院检查，排除相关疾病。如果没有器质性病变，只是功能性问题，就需要调理内分泌。激素分泌正常了，生理异常就能被纠正。如果月经间隔时间很长，说明排卵有问题，最容易出现不孕不育问题，可在医生的指导下应用激素促进排卵。

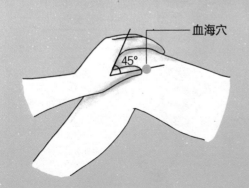

血海穴

温和灸血海穴，可治疗月经不调。侧坐屈膝，用左手掌心对准患者右髌骨中央，手掌伏于膝盖上，拇指与其他四指呈45°，拇指所指处即为血海穴。用艾条温和灸血海穴10~15分钟，每天1次，两侧穴位交替灸。

治疗建议

念珠菌阴道炎

念珠菌是一种霉菌,属于真菌。这种霉菌平时也可能在阴道内生存着,只有在阴道内微环境异常时,才会迅速繁殖,引起发炎。一般来说,怀孕、患有糖尿病、长期服用避孕药、滥用抗生素等都容易导致阴道内微环境发生改变而引起该病。

症状　　危害

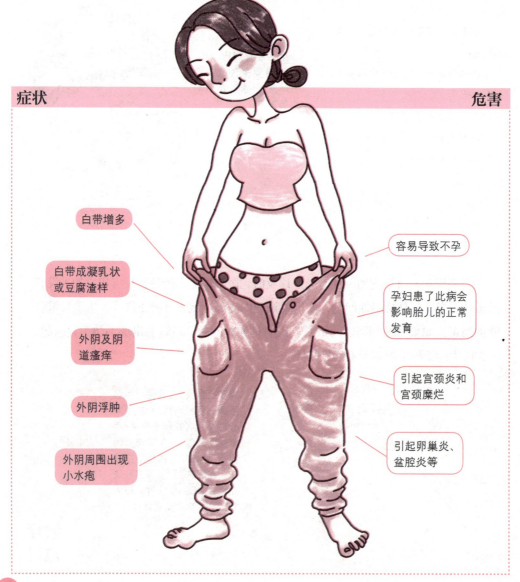

症状:
- 白带增多
- 白带成凝乳状或豆腐渣样
- 外阴及阴道瘙痒
- 外阴浮肿
- 外阴周围出现小水疱

危害:
- 容易导致不孕
- 孕妇患了此病会影响胎儿的正常发育
- 引起宫颈炎和宫颈糜烂
- 引起卵巢炎、盆腔炎等

饮食宜忌

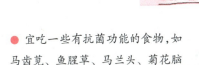

吃多新鲜蔬菜和水果，多喝水，保持大便通畅，防止尿路感染

- 宜吃一些有抗菌功能的食物，如马齿苋、鱼腥草、马兰头、菊花脑等
- 忌吃辛辣食物，饮食以清淡为主，多吃粳米、山药、黑大豆、核桃仁，以补充身体所需营养
- 不吃海鲜，如鲥鱼、黄鱼、带鱼、黑鱼、虾、蟹等，海鲜可助长湿热、加重瘙痒
- 不吃甜腻和油腻的食物，如肥肉、奶油、巧克力、糖果、甜点、蛋糕等

生活注意事项

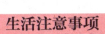

- 保持阴道清洁、干燥，不用肥皂过勤地清洗阴部
- 切忌不要用手去搔抓、摩擦和用热水烫阴部，以免瘙痒症状加剧
- 可以在医生的指导下涂抹一些外阴用的止痒药物
- 每天勤换内裤，内衣内裤要单独洗，洗完之后要挂在向阳通风处晾晒
- 隔几天用开水浸泡和消毒内裤
- 经常清理卫生间，保持卫生间干净卫生
- 不去公共场合游泳、洗澡，外出住宿时尽量随身携带个人生活用品

治疗建议

念珠菌阴道炎的治疗比较容易，只要在阴道处放置抗念珠菌的栓剂就可以。但是如果大便内也有念珠菌，那么单纯在阴道内塞栓剂无法治愈此病，而且会反复发病，所以需遵医嘱服用口服药物。如果症状严重，外阴部也要涂抹相应软膏。病愈后，在做好清洁、预防霉菌之外，还必须提高个人身体素质才能彻底预防复发。另外，伴侣也要治疗，否则也会引起复发。

滴虫阴道炎

毛滴虫是一种寄生虫，女性患者，主要是通过性接触被男性传染的。另外吃到被毛滴虫感染的食物，最后从肛门排出，也可感染阴道。毛滴虫还可通过卧具、马桶、宠物等传播。

症状

- 阴道流出大量黄绿色、泡沫状的分泌物
- 阴道分泌物有恶臭味
- 外阴出现发热、疼痛症状
- 性生活时感觉疼痛

危害

- 影响患者正常的生活
- 容易导致不孕
- 怀孕的患者容易引起流产
- 具有传染性，影响正常性生活

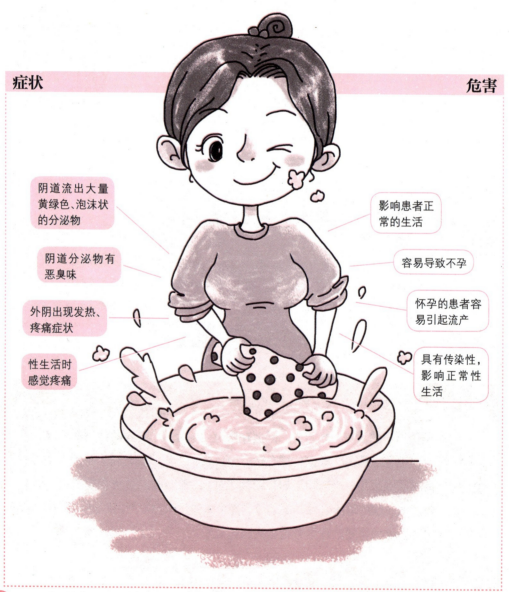

饮食宜忌

- 宜吃一些有抗菌功能的食物，如马齿苋、鱼腥草、马兰头、菊花脑等
- 忌吃辛辣食物，饮食以清淡为主，多吃粳米、山药、黑大豆、核桃仁，以补充身体所需营养
- 不吃海鲜，如鳓鱼、黄鱼、带鱼、黑鱼、虾、蟹等，海鲜可助长湿热、加重瘙痒
- 不吃甜腻和油腻的食物，如肥肉、奶油、巧克力、糖果、甜点、蛋糕等

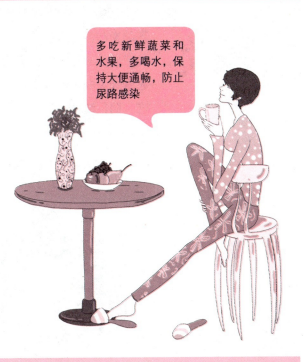

多吃新鲜蔬菜和水果，多喝水，保持大便通畅，防止尿路感染

生活注意事项

- 保持阴道清洁、干燥，不用肥皂过勤地清洗阴部
- 切忌不要用手去搔抓、摩擦和用热水烫阴部，以免瘙痒症状加剧
- 可以在医生的指导下涂抹一些外阴用的止痒药物
- 每天勤换内裤，内衣内裤要单独洗，洗完之后要挂在向阳通风处晾晒
- 隔几天用开水浸泡和消毒内裤
- 经常清理卫生间，保持卫生间干净卫生
- 不去公共场合游泳、洗澡，外出住宿时尽量随身携带个人生活用品

滴虫阴道炎并不难治愈，目前有很多种效果很好的药物，有内服的，也有栓剂以及冲洗药物。如果只有阴道内部感染，冲洗阴道后放入栓剂，一般7~10天就能治愈。若其他部位也有感染，那么口服药物见效更快。如果是丈夫传染给妻子的，那么必须夫妻同治，否则很容易再次感染。需要注意的是，滴虫阴道炎很容易复发，所以检查结果为阴性后，还要在月经后再复查，连续3次均为阴性方可算治愈，不可忽视复查。

治疗建议

宫颈炎

宫颈炎是已婚女性比较常见的妇科疾病之一，有急性宫颈炎和慢性宫颈炎两种。急性宫颈炎常与急性子宫内膜炎或急性阴道炎同时存在，但一般以慢性宫颈炎多见。引起宫颈炎的原因有很多，一般有不洁性生活、多次人工流产、阴部清洁过度、月经持续过长、性生活强度过大、经期性生活等。

症状

- 白带增多，有时伴有血丝
- 白带异味重
- 外阴瘙痒疼痛
- 腰骶部疼痛
- 盆腔处有下坠痛
- 痛经

危害

- 容易诱发宫颈癌
- 影响正常的夫妻生活
- 容易导致不孕
- 孕妇患此病会增加流产的风险

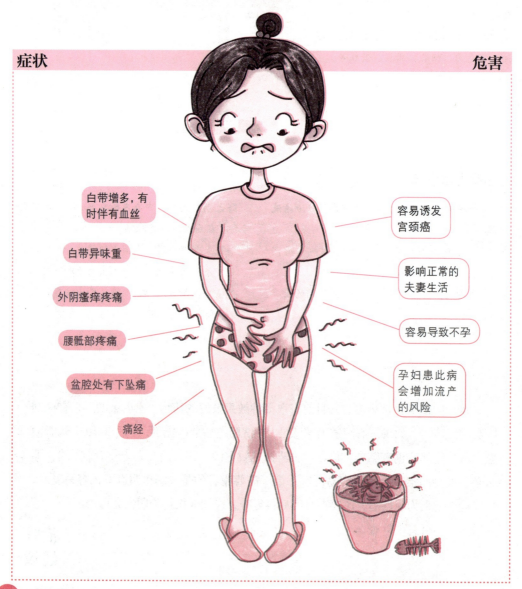

饮食宜忌

- 饮食宜清淡，多吃营养健康的食物
- 忌甜腻厚味的食物，如糖果、奶油蛋糕、八宝饭、肥肉，这些食物有助湿的作用，会拖延病情
- 不喝酒，喝酒会加重湿热，使病情加重
- 不喝浓茶、咖啡等刺激性食物，否则不利于病情恢复
- 忌吃辛辣、煎炸及热性食物，如辣椒、茴香、芥末、烤鸡、炸猪排、羊肉、狗肉等
- 忌吃发物，如海鱼、螃蟹、虾、蛤蜊、毛蚶、牡蛎、鲍鱼等，否则不利于炎症消退

生活注意事项

- 患病期间禁止性生活
- 平时可以用淡盐水来清洗阴部，保持阴部卫生清洁
- 不穿过小、过紧的内裤，也不要常穿紧身裤
- 保持比较愉悦的心情，对治疗疾病也有积极效果
- 经期注意卫生，产后也需要注意卫生
- 适当控制性生活，经期更应避免性生活
- 采取有效的备孕措施，减少意外怀孕的发生

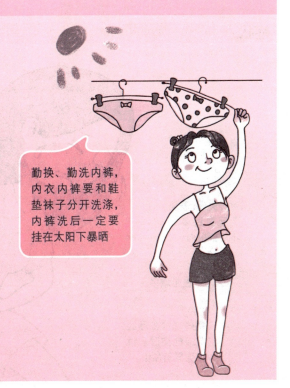

勤换、勤洗内裤，内衣内裤要和鞋垫袜子分开洗涤，内裤洗后一定要挂在太阳下暴晒

治疗建议

如果处于宫颈炎的早期，那么此时属于急性宫颈炎，发炎的部位比较小，宜选择局部治疗，使用一些喷剂给炎症部位消毒杀菌，可以减少对身体的损伤。但如果已经发展为慢性宫颈炎，则需要在专业医生的指导下采取手术和药物双重治疗，手术虽可以治愈但是会有一些不良影响，所以仍需要服药，以起到巩固作用。

盆腔炎

盆腔炎是指女性生殖器官及周围结缔组织、盆腔腹膜发生的炎症,是细菌逆行感染,通过子宫、输卵管而到达盆腔而引起的。一般来说,患上盆腔炎的女性并不多,这是因为女性生殖系统有自然的防御功能,能抵御细菌的入侵,只有当身体免疫力下降,或是其他原因导致女性自身的防御功能遭到破坏时,盆腔炎才有可能发生。

症状　　　　　　　　　　　　　　　　　　　　　　　危害

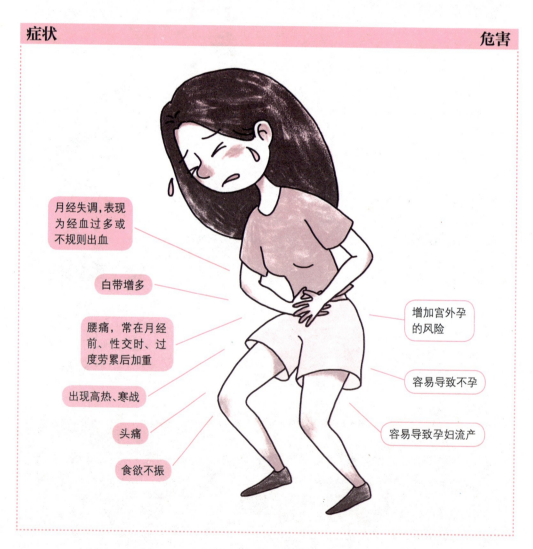

- 月经失调,表现为经血过多或不规则出血
- 白带增多
- 腰痛,常在月经前、性交时、过度劳累后加重
- 出现高热、寒战
- 头痛
- 食欲不振
- 增加宫外孕的风险
- 容易导致不孕
- 容易导致孕妇流产

由于个体差异,女性盆腔炎的症状表现差别很大。有些人症状很轻或无明显症状,有些人症状严重。女性朋友最好定期去医院做全面的身体检查。

饮食宜忌

- 饮食宜清淡，多吃绿色蔬菜和新鲜的水果
- 盆腔炎并发高热时，需要多喝水，多吃流质及半流质的食物，如粥、软面汤等
- 高热伤津的患者可以喝点鲜榨的梨汁或苹果汁、西瓜汁等
- 忌吃辣椒、麻椒、生葱、生蒜、白酒等刺激性食物，忌喝碳酸饮料
- 宜多吃一些瘦肉、鸡肉等含蛋白质丰富的食物
- 忌吃煎炸烧烤类食物，比如炸排骨、烧烤、火锅等
- 多喝点姜汤、红糖水、桂圆汤等温热汤水
- 宜多吃点蛋类，可以滋补身心、增强抗病能力

生活注意事项

- 患急性盆腔炎时要遵医嘱足量、足疗程使用抗生素，直至病痊愈
- 注意卫生，性生活前后用清水清洗外阴部
- 如患有性疾病，治愈前禁止性生活
- 科学避孕，远离人工流产
- 保持阴部清洁卫生
- 有阴道炎时要尽快治疗，以免发展为盆腔炎

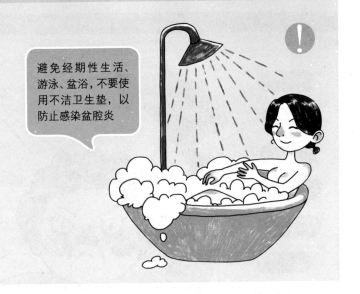

避免经期性生活、游泳、盆浴，不要使用不洁卫生垫，以防止感染盆腔炎

治疗建议

对于急性盆腔炎的治疗，一般主张中西医结合，及时、合理、足量地应用抗生素帮助控制炎症的进一步发展，避免败血症、脓毒血症、感染性休克以及盆腔脓肿的形成。但是长期大量使用抗生素有一定的副作用，中药可以缓解这些副作用，还能协同、增强其抗炎作用，使患者病情迅速得以控制，早日康复。对于慢性盆腔炎，中医治疗较西医治疗有较大的优势。中医强调多途径综合疗法，包括中药水剂、丸剂口服，中药外敷，中药制剂静脉点滴，中药足浴，针灸治疗等。一般来说，单纯口服中药治疗没有综合治疗效果好。具体用哪种方法治疗，还需要根据每个患者的病情，由专业医生来诊治安排。

更年期综合征

正常情况下，女性更年期一般在 45~50 岁，包括绝经和绝经前后的一段时间。女性绝经前后会出现性激素波动或减少，由此所导致的一系列身体和精神上的症状即称为更年期综合征。

症状   **危害**

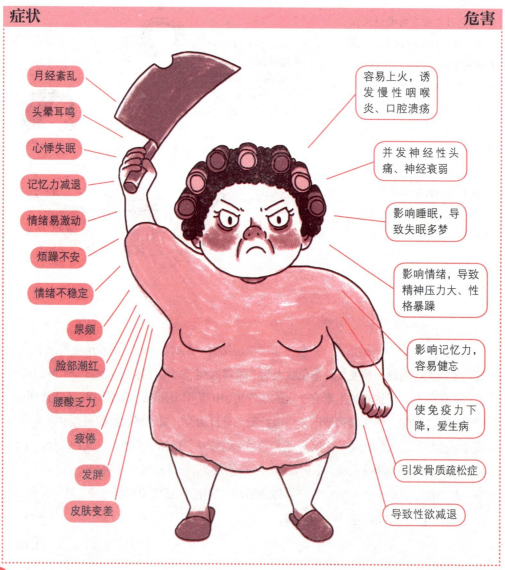

症状：月经紊乱、头晕耳鸣、心悸失眠、记忆力减退、情绪易激动、烦躁不安、情绪不稳定、尿频、脸部潮红、腰酸乏力、疲倦、发胖、皮肤变差

危害：容易上火，诱发慢性咽喉炎、口腔溃疡；并发神经性头痛、神经衰弱；影响睡眠，导致失眠多梦；影响情绪，导致精神压力大、性格暴躁；影响记忆力，容易健忘；使免疫力下降，爱生病；引发骨质疏松症；导致性欲减退

饮食宜忌

- 饮食宜清淡少盐，多吃新鲜的瓜果蔬菜
- 多吃富含蛋白质和含钙高的食物，预防骨质疏松症
- 尽量少吃高脂肪的食物以及糖类食物，如猪大肠、肥肉、糖果、蛋糕等
- 不吸烟、不喝酒，减少对神经系统的刺激
- 多吃红枣、桂圆、红豆、莲子等补气益气的食物
- 限制摄入胆固醇高的食物，例如动物脑、鱼子、蛋黄、肥肉、动物内脏等
- 多吃一些安神降压的食物，如猪心、芹菜叶、山楂、酸枣、桑葚等。

生活注意事项

- 选择适合自己的运动项目，如慢跑、体操、散步、骑自行车、太极拳等，每天运动半小时
- 注意控制情绪，尽量保持心情舒畅，遇事不要着急，要不断提醒自己不胡思乱想
- 对人生要抱着积极态度，不沮丧、不消极
- 生活要有规律，注意劳逸结合
- 多晒晒太阳，保证充足的睡眠
- 做一些力所能及的工作和家务
- 多参加一些自己感兴趣的休闲活动
- 合理适度地安排性生活，有益于身心健康
- 更年期症状比较严重时，不要轻视，必要时去看医生，可以在医生指导下服用一些可帮助睡眠的药物或补充一些钙剂、维生素D等

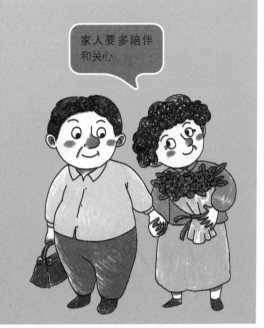

家人要多陪伴和关心

治疗建议

更年期是正常的生理过程，对于有更年期激素补充治疗适应证的妇女，适当规范的激素补充治疗可获得最大的健康收益，尤其对降低心血管疾病的风险、减少骨质疏松症的发生具有重要意义。女性在进入围绝经期后，体内雌性激素会骤然下降，而雌性激素对于骨骼的影响是非常大的，绝经后，血钙的丢失加剧，骨钙沉积减少，造成骨代谢不平衡，会引起骨质疏松症。如果乳腺检查、宫颈癌筛查都正常，可考虑用些性激素类药物进行调理改善，不同症状的人用量不一样。建议每3个月去医院找医生对药量进行调整。

急性乳腺炎

急性乳腺炎一般发生在哺乳期女性身上，分娩后3个月内最容易患上该病。一部分是因为乳腺管堵塞或者乳汁排出不畅，乳汁积蓄在乳腺管内时间太长引起的，另一部分是因为乳头上有小伤口，细菌从伤口侵入导致的。

症状　　　　危害

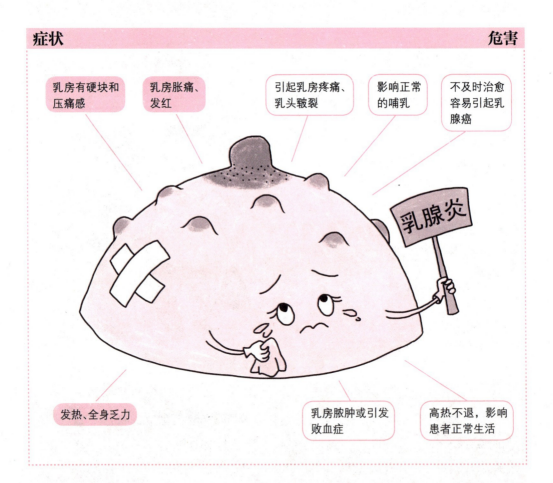

- 乳房有硬块和压痛感
- 乳房胀痛、发红
- 引起乳房疼痛、乳头皲裂
- 影响正常的哺乳
- 不及时治愈容易引起乳腺癌
- 发热、全身乏力
- 乳房脓肿或引发败血症
- 高热不退，影响患者正常生活

饮食宜忌

- 饮食宜清淡，多吃富含蛋白质的食物
- 多喝汤水，补充多种维生素和微量元素
- 忌吃羊肉、狗肉、海鲜等发物
- 少吃油脂类食物，防止过于肥胖
- 不喝浓茶和咖啡等刺激性比较强的饮品
- 忌吃辛辣燥热的食物

生活注意事项

- 保持良好的心态，积极阳光地面对哺乳问题
- 内衣应保持清洁，穿纯棉内衣，化纤内衣容易引起细菌感染
- 孩子含乳姿势要正确，要让孩子把乳头及大部分乳晕都含入口中，这样可以减少孩子嘴巴和乳头的摩擦，避免乳头出现小伤口

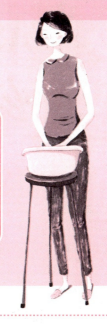

哺乳期间要特别注意卫生，哺乳前洗净双手，每天用温水清洗一次乳房，每次哺乳后要等乳房晾干再穿上内衣，避免潮湿环境滋生细菌

喂奶期间要经常按摩乳房；定时哺乳，不要让婴儿养成含乳头睡觉的不良习惯；每次哺乳都应该将乳汁排空，如有淤积，可用吸奶器将乳汁吸空；每次哺乳完用温水轻揉擦拭乳房；发现乳头有皲裂时，要及时治疗；注意婴儿的口腔卫生，每天用干净的纱布蘸温水给婴儿清洗口腔；产后饮食宜清淡且有营养，避免乳汁过于浓稠堵塞乳腺管。

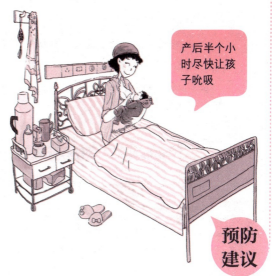

产后半个小时尽快让孩子吮吸

预防建议

在急性乳腺炎的初期，如果服用抗生素消炎，乳房不适就能消除。乳房疼痛的时候，可以用冰敷，有助于消肿、止痛。如果已经化脓了，就需要切开患处进行排脓。在治疗期间要停止哺乳，同时用吸奶器将淤积的乳汁吸出，可预防病情恶化，并可预防回奶。

治疗建议

小儿常见病

小儿咳嗽

咳嗽是孩子肺部疾病的一种常见症状，是为了排出呼吸道分泌物或异物而发生的一种身体防御反射动作。小儿咳嗽一年四季均可发病，但以冬春季居多，气候的变化常能直接影响肺脏，加之孩子的免疫力低，因此就很容易患病。

引起小儿咳嗽的原因

- 喉咙受风寒、粉尘等异物刺激
- 呼吸道急、慢性感染，如咽炎、喉炎、支气管炎、肺炎等
- 胸腔内有炎症，如胸膜炎、急性心包炎、自发性气胸等

不同的咳嗽，对应不同的病症

- 阵发性咳嗽多为异物吸入或百日咳
- 犬吠样咳嗽多为急性喉炎
- 经常性咳嗽，但是起床后咳嗽加剧的多为慢性喉炎、慢性支气管炎等

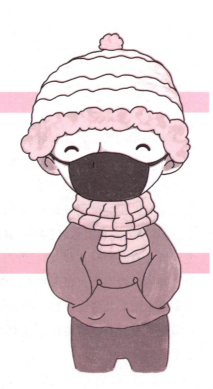

预防建议

加强锻炼，让孩子多进行户外运动，如经常让孩子晒太阳、散步、玩些简易的攀爬游戏；根据气温及时给孩子增减衣物，防止过冷或过热诱发感冒等疾病；不去或尽量少去人多、空气污浊的公共场合；室内经常开窗通风透气；避免让孩子接触有呼吸道系统感染或急性传染病的患者；及时带孩子接种疫苗，减少传染病的发生。

饮食宜忌

- 多喝温开水，有利于稀释痰液
- 饮食尽可能清淡，烹调方式以蒸煮为主
- 多吃新鲜的蔬菜，适当吃豆制品，减少荤菜的摄入
- 可以适当吃一些梨、苹果、柑橘等水果，但不宜吃太多
- 忌吃生冷、辛辣、过酸的食物，这些食物会刺激咽喉部、加重咳嗽
- 不吃或少吃含油脂较多的食物，如瓜子、花生、巧克力等，以免滋生痰液
- 过敏体质的孩子咳嗽期间不要吃鱼虾类食物

护理要点

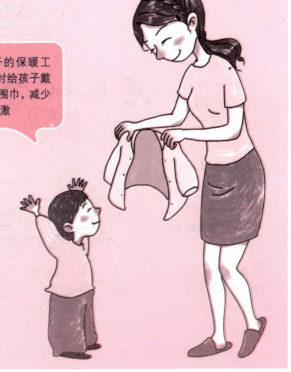

> 注意孩子的保暖工作，外出时给孩子戴上口罩、围巾，减少寒风的刺激

- 保持室内空气流通，减少对呼吸道的刺激
- 保证孩子充足的睡眠
- 保持室内一定的湿度，干燥的秋冬季节可以使用加湿器
- 对于年幼不会翻身的孩子，家长要经常给孩子变换体位，以促进排痰止咳
- 孩子咳嗽剧烈时，可以在医生的指导下使用止咳化痰类药物

治疗建议

咳嗽是一种症状，只有找到引起咳嗽的原因并对症治疗，咳嗽才会慢慢好转。一般来说，由感冒、气管炎等引起的咳嗽1~2周便可痊愈，如果咳嗽超过2周，可能是较严重的支气管炎、肺炎、肺结核、百日咳等疾病，父母需尽快带孩子去医院做进一步检查和治疗。

小儿发热

发热也叫发烧，是身体对入侵细菌、病毒及其他微生物的一种保护性反应。孩子腋温在37.5~38℃时为低热，腋温在38~39℃时为中热，腋温超过39℃时为高热，腋温超过41℃时为超高热。持续高热对孩子身体的损害很大，应及时查明原因并医治。

症状　　　　　　　　　　　　　　　　　　　　危害

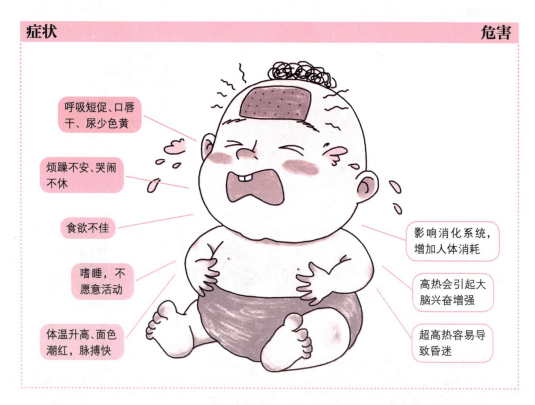

- 呼吸短促、口唇干、尿少色黄
- 烦躁不安、哭闹不休
- 食欲不佳
- 嗜睡，不愿意活动
- 体温升高、面色潮红、脉搏快

- 影响消化系统，增加人体消耗
- 高热会引起大脑兴奋增强
- 超高热容易导致昏迷

当孩子体温超过38.5℃时，父母应及时给孩子服用退烧药。当孩子出现昏迷、抽筋、头部僵硬、面部发绀时，很可能是高热惊厥，需立即就医治疗。

小儿发热不一定是坏事

- 发热是人体内部的一种排异反应
- 发热有利于疾病的恢复

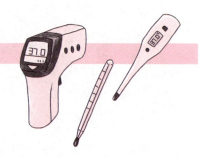

小儿发热的测量方式

测量体温的工具有很多，如传统的水银体温计、电子体温计、红外线体温计等，可以测量腋窝、口腔、肛门、耳朵等部位。

身体部位	腋窝	口腔	肛门
正常体温	36.0~37.5℃	36~37℃	36.5~37.7℃
测量多久	5分钟左右	5分钟左右	4分钟左右

饮食宜忌

- 多喝水
- 吃容易消化、清淡的食物，比如面条汤、稀粥
- 可以吃一些清凉解热的水果，如西瓜、梨、荸荠、甘蔗、橘子等
- 禁食油腻和过甜的食物，以免引起消化不良

护理要点

- 让孩子多喝水，多卧床休息，减少运动量
- 体温高于38.5℃时给孩子服用退烧药
- 室内要通风，不捂孩子，否则不利于散热
- 保证孩子充足的睡眠

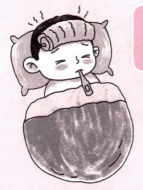

注意随时检查孩子的体温变化

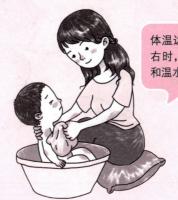

体温达38.5℃左右时，可用冷敷和温水擦浴降温

发热是一种症状，首先需找到引起小儿发热的原因，才能对症治疗。一般情况下，孩子体温低于38℃时可以进行简单的物理降温，多督促孩子喝水；体温高于38℃时可以用冷敷或温水擦拭降温；当体温高于38.5℃时，需要给孩子服用退烧药。孩子持续高热2天以上时，需要及时送往医院救治。

治疗建议

婴幼儿腹泻

腹泻，俗称"拉肚子"，是一种由多种病原、多因素引起的，以大便次数增多和大便性状改变为特点的消化道综合征。由于引起腹泻的病原不同，故病情表现和严重程度也不同。按照原因通常可以分为感染性腹泻和非感染性腹泻两大类。

症状　　　　　　　　　　　　　　　　　　危害

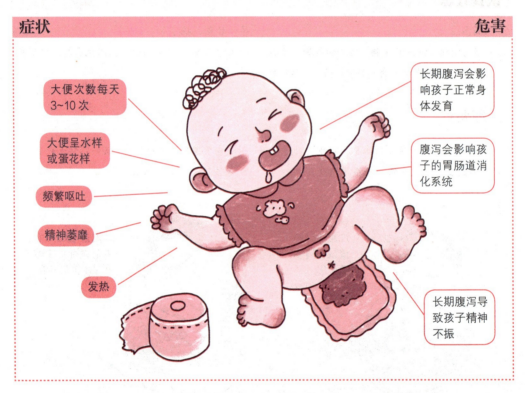

- 大便次数每天3~10次
- 大便呈水样或蛋花样
- 频繁呕吐
- 精神萎靡
- 发热
- 长期腹泻会影响孩子正常身体发育
- 腹泻会影响孩子的胃肠道消化系统
- 长期腹泻导致孩子精神不振

一旦发现孩子有腹泻症状，应及时送往医院就医，以免拖成慢性腹泻。

观察孩子大便分辨腹泻

- 粪便成稀水样或蛋花样，混有胆汁，呈黄绿色，多为小肠发炎
- 黄色水样便，有时成豆腐渣或有较多泡沫、黏液，可能是白色念珠菌性肠炎
- 黄色或黄绿色大便，外观成稀糊状或蛋花样，伴有腹痛和呕吐，但精神状态好，多为轻度腹泻
- 一日内腹泻次数大于10次，大便呈水样，孩子精神状态不好，多为重度腹泻

引起婴幼儿腹泻的原因

- 喂养不当,如喂食过多、过少,过早添加辅食及脂肪类食物
- 吃了不容易消化的食物造成消化不良
- 气候变化大,腹部受凉了
- 脏手、脏玩具里的有害细菌进入了孩子的体内

饮食宜忌

- 哺乳期的婴儿尽量母乳喂养,安全、营养又健康
- 注意饮食卫生,饭前便后都要让孩子洗手
- 定期给孩子的餐具消毒
- 不让孩子进食腐败变质的食物
- 不让孩子暴饮暴食,不给孩子吃肥甘厚腻的食物
- 多给孩子补充水分,以防脱水
- 少食多餐,饮食要清淡,以流质、半流质食物为主
- 年幼的孩子可以多喝点米汤

护理要点

- 臀部如有发炎溃烂,可以局部涂抹一些植物油、红霉素软膏等
- 经常给孩子的玩具消毒
- 给孩子勤剪指甲,指甲中容易藏污纳垢
- 注意孩子的口腔卫生,吃完饭后可以用温水给孩子漱口

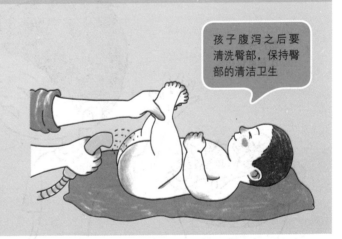

孩子腹泻之后要清洗臀部,保持臀部的清洁卫生

治疗建议

婴幼儿腹泻的病因有很多种,由病毒感染,如诺如病毒、轮状病毒等引起的腹泻,大多数情况下会自愈。除此之外,饮食因素、气候因素、过敏因素、药物因素、乳糖酶缺陷、代谢因素等非感染性因素也会引起腹泻,这些腹泻大多不严重,需要适当调整饮食和对症处理。另外,很多肠道外感染,如上呼吸道感染、支气管炎、肺炎、泌尿道感染、败血症、化脓性脑膜炎等也会引起腹泻。如果出现血便或者发热很厉害,就需要考虑细菌感染引起腹泻的可能性了,这时要去医院,在医生指导下用药治疗。

小儿厌食症

小儿厌食症是指孩子长时间食欲不振或食欲减退，吃得少甚至拒食，且持续时间达 2 周以上的一种慢性消化功能紊乱综合征。

症状　　　　　　　　　　　　　　　　　　　　危害

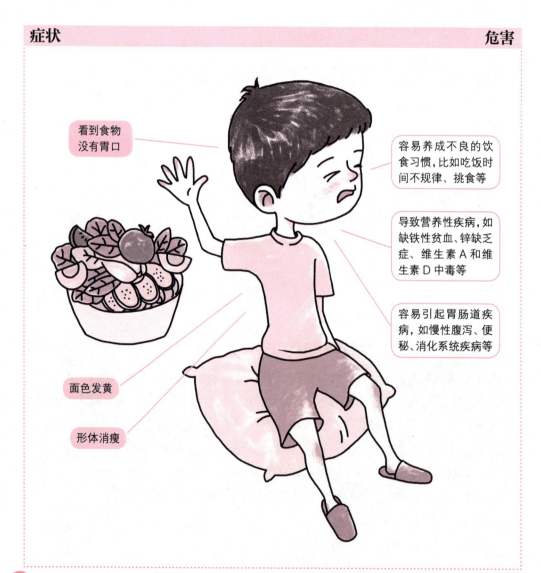

- 看到食物没有胃口
- 面色发黄
- 形体消瘦

- 容易养成不良的饮食习惯，比如吃饭时间不规律、挑食等
- 导致营养性疾病，如缺铁性贫血、锌缺乏症、维生素 A 和维生素 D 中毒等
- 容易引起胃肠道疾病，如慢性腹泻、便秘、消化系统疾病等

护理要点

- 父母可以变着花样给孩子烹调食物，增加孩子对食物的兴趣
- 养成一家人愉快进餐的习惯，不在餐桌上说教
- 严格控制孩子零食的摄入，餐前半小时最好不要给孩子吃零食
- 可以给孩子做做推拿按摩，帮助孩子增强食欲

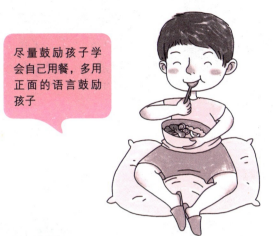

尽量鼓励孩子学会自己用餐，多用正面的语言鼓励孩子

不要强迫孩子进食；进食时尽量给孩子营造一个轻松愉悦的用餐氛围；不要给孩子进食过多高蛋白、高脂肪的食物；不要在两餐之间给孩子吃太多零食。

一日三餐进食要有规律

预防建议

如果孩子轻度厌食，但精神状态等各方面比较好，父母可以不用太担心。对于厌食严重的孩子，建议父母带孩子去做一个体格检查，以判断厌食是否是由全身或消化系统疾病引起的，是否缺乏微量元素，同时还要检查一下孩子是否受过精神刺激。如果伴有疲倦、精神萎靡不振、低热等现象，孩子的身体状况很可能出现了问题，需要及时去医院检查。

治疗建议

小儿营养不良

小儿营养不良是指摄食不足或食物不能被充分吸收利用，以致能量缺乏，不能维持正常代谢，使孩子出现体重减轻或不增、生长发育停滞、肌肉萎缩的病症，又称蛋白能量不足性营养不良，多见于3岁以下的婴幼儿。

症状　　　　　　　　　　　　　　　　　　　　　　危害

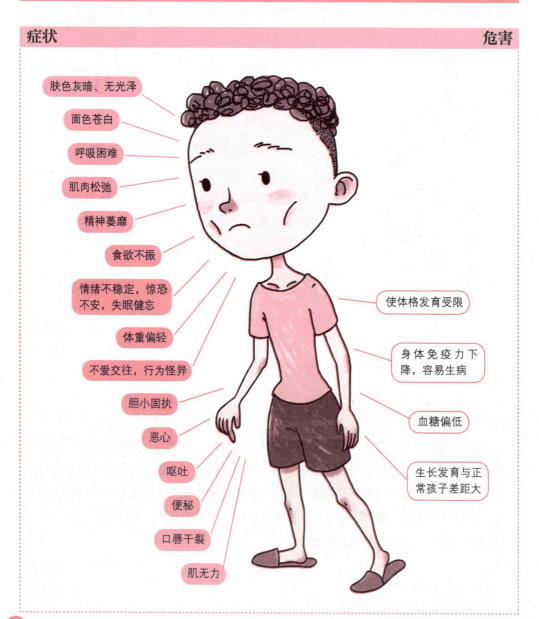

症状：
- 肤色灰暗、无光泽
- 面色苍白
- 呼吸困难
- 肌肉松弛
- 精神萎靡
- 食欲不振
- 情绪不稳定，惊恐不安，失眠健忘
- 体重偏轻
- 不爱交往，行为怪异
- 胆小固执
- 恶心
- 呕吐
- 便秘
- 口唇干裂
- 肌无力

危害：
- 使体格发育受限
- 身体免疫力下降，容易生病
- 血糖偏低
- 生长发育与正常孩子差距大

预防与护理

- 从小坚持母乳喂养
- 养成良好的饮食习惯，不挑食、不偏食
- 让孩子少吃一些零食，尤其是含添加剂比较多的零食
- 在婴幼儿时期，父母要合理添加辅食，保证孩子成长必需的维生素、矿物质和能量
- 均衡饮食，让孩子多吃新鲜的蔬菜和水果
- 补充优质蛋白质，如瘦肉、鸡肉、鸡蛋、鱼虾等
- 每天坚持喝牛奶，以补充钙质
- 婴幼儿时期，坚持补充维生素D冲剂，促进钙的吸收，预防佝偻病

生活注意事项

- 养成良好的作息习惯，保证充足的睡眠
- 多晒晒太阳，可以促进钙的吸收
- 预防各种传染病及感染性疾病，保证胃肠道的正常消化吸收功能，防止疾病导致的过度消耗

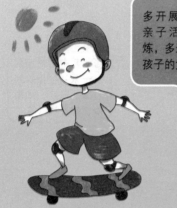

多开展一些户外亲子活动，多锻炼，多运动，增强孩子的免疫力

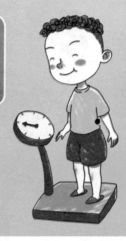

定期检查孩子各项生长发育指标，如身高、体重、乳牙数目等，及时发现小儿在生长发育上的偏离，尽早加以矫治

通过营养调节缓解营养不良症状：及时纠正错误的喂养方式，根据婴幼儿自身情况合理添加食物量；对于大一点的营养不良患儿适当给予强化营养素的奶粉或营养补充剂。此外还要积极治疗原发病，如贫血、缺锌的患儿要补铁、补锌；蛋白合成受限的患儿要使用促蛋白合成药物；少数极严重营养不良的患儿，或胃肠对食物不耐受的患儿，可短期给予静脉营养疗法，酌情选用葡萄糖、氨基酸、脂肪乳剂等患儿使用药物治疗时应把握用药剂量小的原则。定期带孩子去医院检查身体，随时关注孩子的生长发育状态，根据孩子的个体差异及时调整治疗方案。

治疗建议

百日咳

百日咳是一种常见病,又称"顿咳",是由百日咳杆菌引起的急性呼吸道传染病,多发于1岁以内的婴儿。本病传染性很强,常引起流行。如未及时有效治疗,病程可长达数月,故称百日咳。患病孩子的年龄越小,病情越重,并可引发肺炎、脑炎等。

症状　　　　　　　　　　　　　　　　　　　　　　　　危害

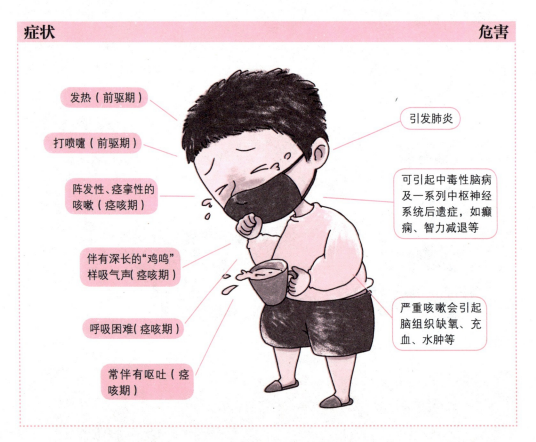

- 发热（前驱期）
- 打喷嚏（前驱期）
- 阵发性、痉挛性的咳嗽（痉咳期）
- 伴有深长的"鸡鸣"样吸气声（痉咳期）
- 呼吸困难（痉咳期）
- 常伴有呕吐（痉咳期）

- 引发肺炎
- 可引起中毒性脑病及一系列中枢神经系统后遗症,如癫痫、智力减退等
- 严重咳嗽会引起脑组织缺氧、充血、水肿等

百日咳的病程较长,一般可分为前驱期、痉咳期和恢复期。前期症状容易与感冒混淆,痉咳期症状严重,父母需要及时带孩子去医院治疗,以免耽误病情。

百日咳的早期发现

- 感冒症状消退后,咳嗽逐渐加重
- 晚上症状重,白天症状轻,有阵发性咳嗽的趋势
- 咳嗽常伴有呕吐
- 有百日咳接触史
- 不明原因的阵发性青紫、呼吸暂停

饮食宜忌

- 宜吃细、软、易于消化吸收、方便吞咽的半流质食物或软食
- 多给孩子吃能量高、含优质蛋白质、营养丰富的食物
- 要少食多餐
- 忌吃油腻厚重的食物,如奶油蛋糕、巧克力等
- 多吃新鲜的水果和蔬菜

护理要点

- 在家中最好让孩子单独住一个房间,对孩子进行隔离,为期7周
- 孩子居住的房间要经常通风换气,注意清洁卫生
- 要防止孩子吹风受寒,勤洗晒孩子的衣被
- 保证孩子充足的睡眠
- 孩子痉咳后再进食,食物温度要适宜,过凉、过热都可能导致孩子咳嗽和呕吐
- 及时给孩子排痰,若排痰困难时可以使用吸痰器
- 孩子呕吐时要把他的头转向一侧,以免呕吐物呛入气管,呕吐后要及时清理口腔
- 密切关注孩子的病情,一旦出现呼吸困难、惊厥,要及时给予人工呼吸,并送医治疗

患百日咳的孩子应进行7周左右的隔离治疗,与患者有密切接触的容易感染的孩子可以口服新诺明、红霉素3~5天。

1岁以下未接种百白破疫苗的孩子,应及时接种,每月1次,必须完成3次接种。

预防建议

孩子出现阵发性剧烈咳嗽时需要及时送往医院诊治,必要时需要进行隔离。保持室内空气新鲜,避免一切可诱发痉咳的因素。加强护理以预防并发症。婴幼儿窒息时应即刻进行人工呼吸,必要时给予止痉排痰药。可用普鲁卡因静脉滴注,以减少窒息或惊厥,需同时注意心率和血压。必要时要用抗生素治疗,首选红霉素或罗红霉素,疗程不少于10天。具体用药细则,需谨遵医嘱。

治疗建议